The Butterfly Book

SHIOTA Shinko 塩田 伸子

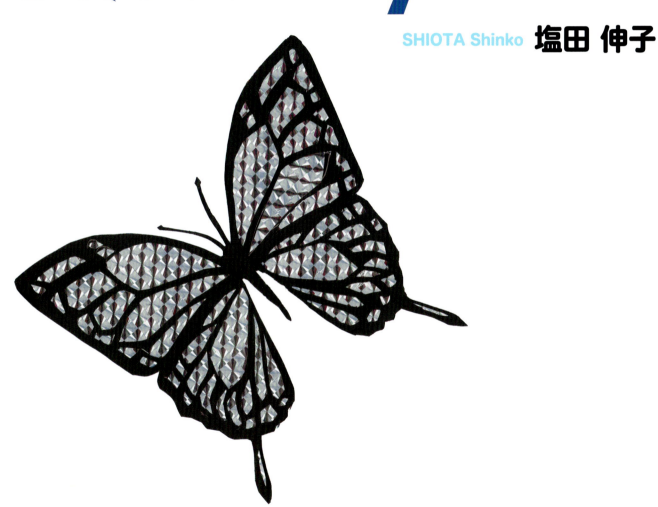

文芸社

はじめに

この本を作るにあたり誰のための本なのかとすごく悩みました。
それはひとつひとつ作っているときも同じであり
誰のために、何のために私は続けているのか。
その先に何があるのか。いつも悩んでいました。
分からないままに気づいたら50号まで来ていました。
誰かの歩幅もペースも考えてあげることもできずに、
走りたいように走ってきました。
この本で、ゆっくり勉強したいな・・・
お家でじっくり見たいな・・・
という方に
ほんのちょっとでもお役に立てたら幸いです。

おことわり

これは、単なる衝動で始まった病棟内掲示物でした。
当時は本になるなど夢にも思っておらず、ペン先はボサボサ、
見切れた文字、誤字脱字など、お見苦しい点が多々ございます。
あらかじめ了承ください。

目次

はじめに・・・・・・・・・・・・・・・・・・・・・ 2
Vol.1　暴走にて、形にならず資料なし
Vol.2　再暴走にて、お粗末すぎて資料なし
Vol.3　細胞外液について・・・・・・・・・・・ 4
Vol.4　5%Gluについて・・・・・・・・・・・ 11
Vol.5　1〜4号液について・・・・・・・・・・17
Vol.6　ビーフリードについて・・・・・・・・・28
Vol.7　ビタミンB₁について・・・・・・・・・35
Vol.8　低Na血症について　・・・・・・・・・39
Vol.9　高Na血症について　・・・・・・・・・46
Vol.10　カリウムについて・・・・・・・・・・ 54
Vol.11　高K血症の原因について・・・・・・・・60
Vol.12　低K血症の原因について・・・・・・・・65
Vol.13　高K血症の心電図変化について・・・・・70
Vol.14　低K血症の心電図変化について・・・・・78
Vol.15　高K血症の治療について・・・・・・・・84
Vol.16　Caの心筋での働きについて・・・・・・90
Vol.17　Caの凝固系での働きについて・・・・・97
Vol.18　Caの神経系での働きについて・・・・・102
Vol.19　カルシウム・パラドックスについて・・・107
Vol.20　カルシウムとリンの関係について・・・・112
Vol.21　カルシウムとマグネシウムの関係について　116
Vol.22　乳酸について・・・・・・・・・・・・120
Vol.23　ケトン体について・・・・・・・・・・124
Vol.24　アシドーシス時の血ガスについて・・・・128
Vol.25　DVTについて・・・・・・・・・・・・135

Vol.26　ABCDEアプローチについて　総論・・・・139
Vol.27　窒息時の対処法について・・・・・・・・143
Vol.28　気道閉塞時のポジショニングについて・・・147
Vol.29　挿管時必要物品について・・・・・・・・151
Vol.30　気管内挿管介助について・・・・・・・・155
Vol.31　バッグバルブマスク換気について・・・・159
Vol.32　気管切開の概要について・・・・・・・・163
Vol.33　気管切開の介助　穿刺法について・・・・169
Vol.34　胸骨圧迫について・・・・・・・・・・171
Vol.35　心臓の解剖について・・・・・・・・・175
Vol.36　弁の位置関係について・・・・・・・・・179
Vol.37　RCA（右冠状動脈）について・・・・・・182
Vol.38　LAD（左前下行枝）について・・・・・・185
Vol.39　LCX（左回旋枝）について・・・・・・・188
Vol.40　危険な胸痛について・・・・・・・・・191
Vol.41　大動脈解離について・・・・・・・・・195
Vol.42　ACS（急性冠症候群）について・・・・・198
Vol.43　肺塞栓・・・・・・・・・・・・・・・204
Vol.44　緊張性気胸・・・・・・・・・・・・・209
Vol.45　食道破裂について・・・・・・・・・・213
Vol.46　心不全について・・・・・・・・・・・217
Vol.47　慢性閉塞性肺疾患COPD・・・・・・・・225
Vol.48　ARDS急性呼吸窮迫症候群・・・・・・・231
Vol.49　肺癌について・・・・・・・・・・・・239
Vol.50　肺線維症について・・・・・・・・・・241
おわりに・・・・・・・・・・・・・・・・・・251

細胞外液について

細胞内 | 間質 | 血管

$8 : 3 : 1$

ここに入る

細胞内には
入れない

適応は？

当院では
何？

世に言う
外液

2020・12・27 第3号

生理食塩水は生理的ではない!?

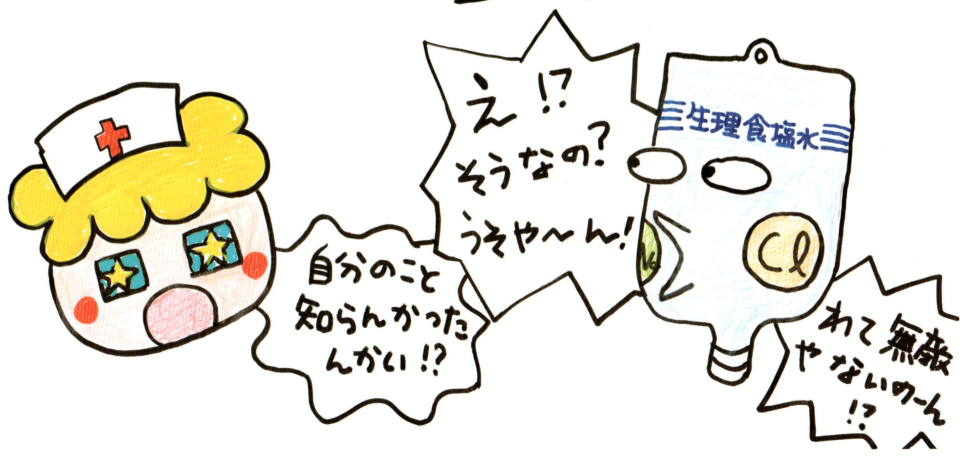

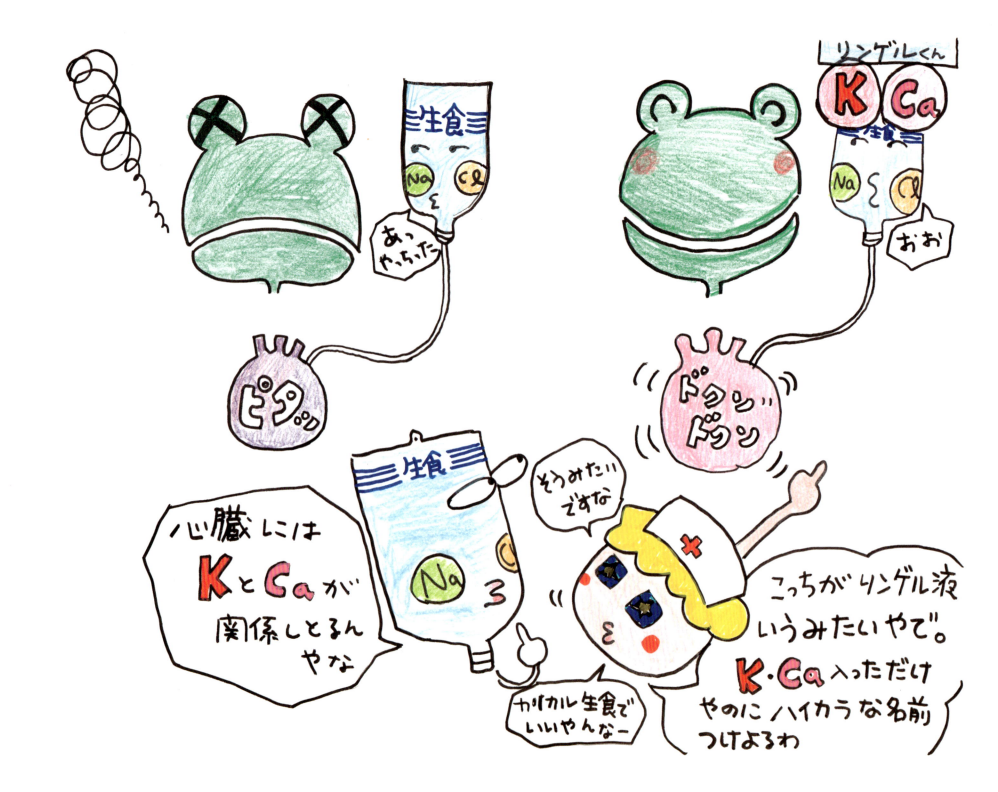

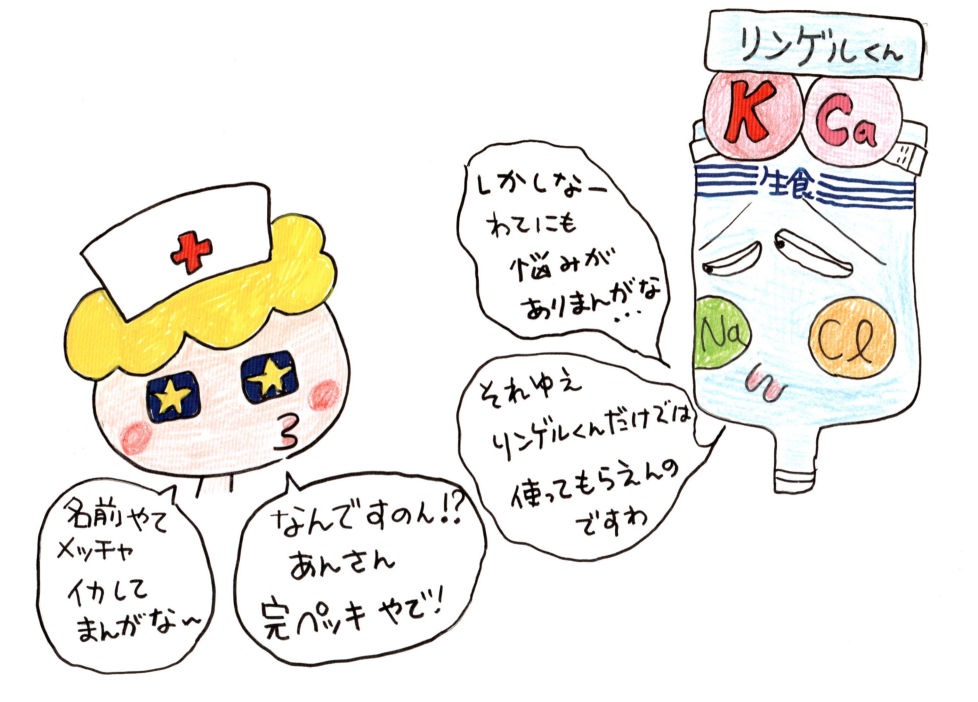

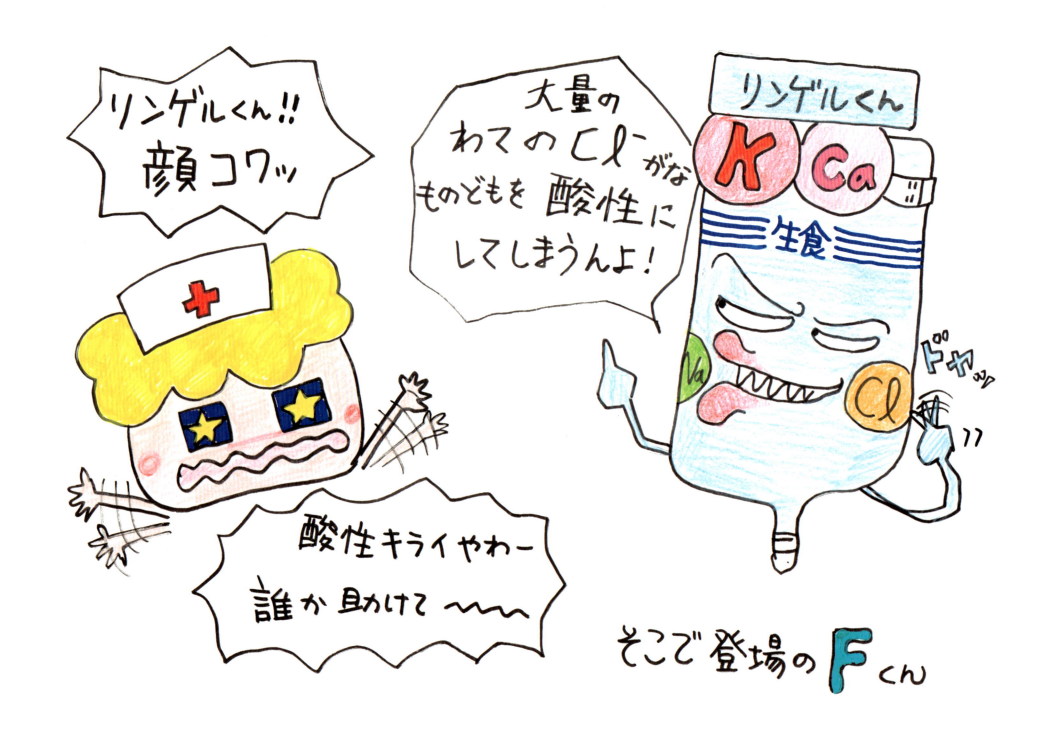

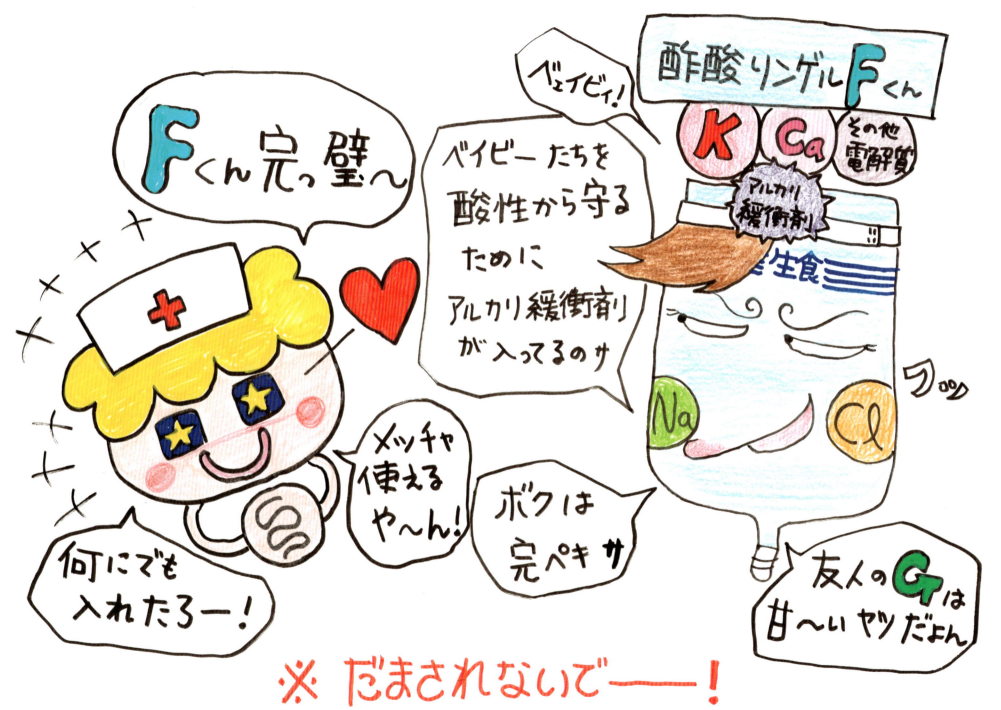

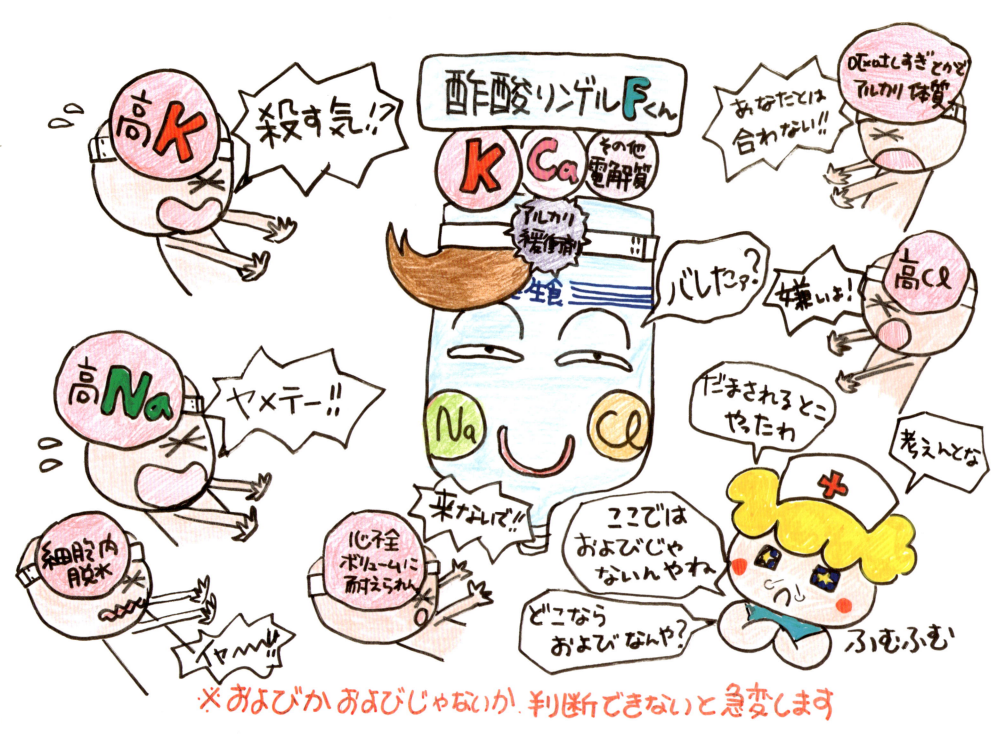

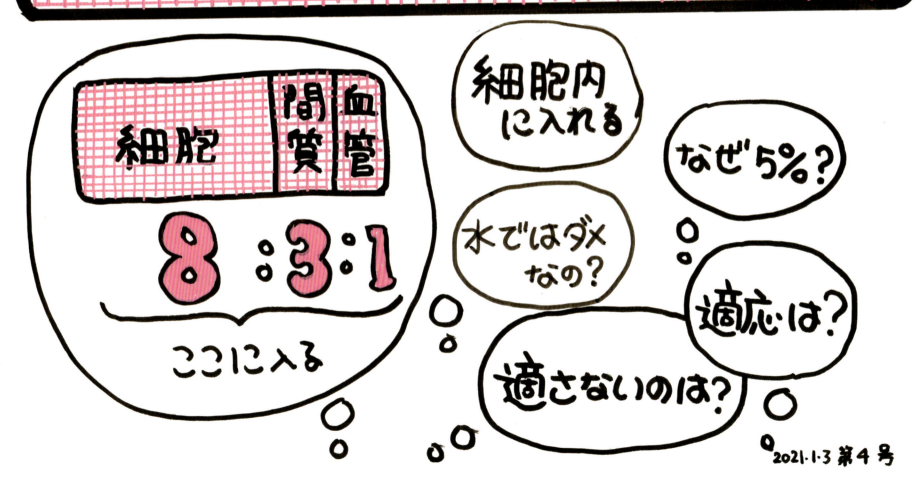

5%Gluは水になり血管にほとんど残らない

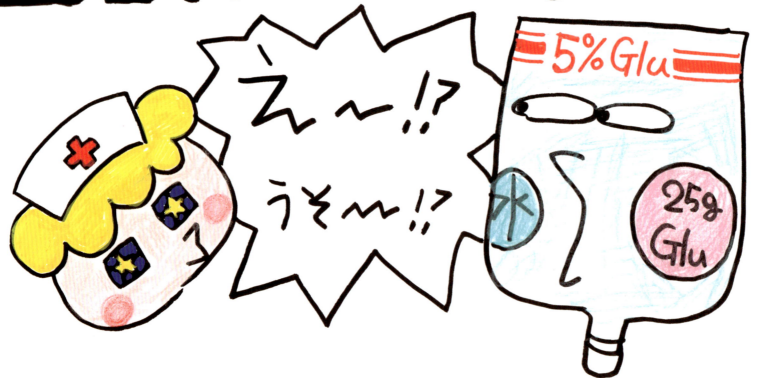

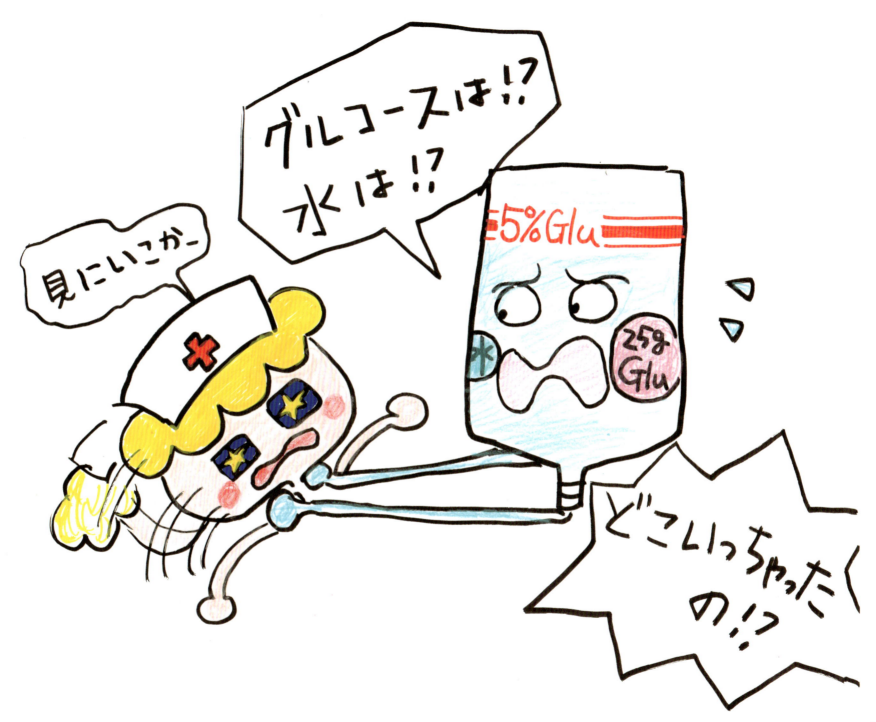

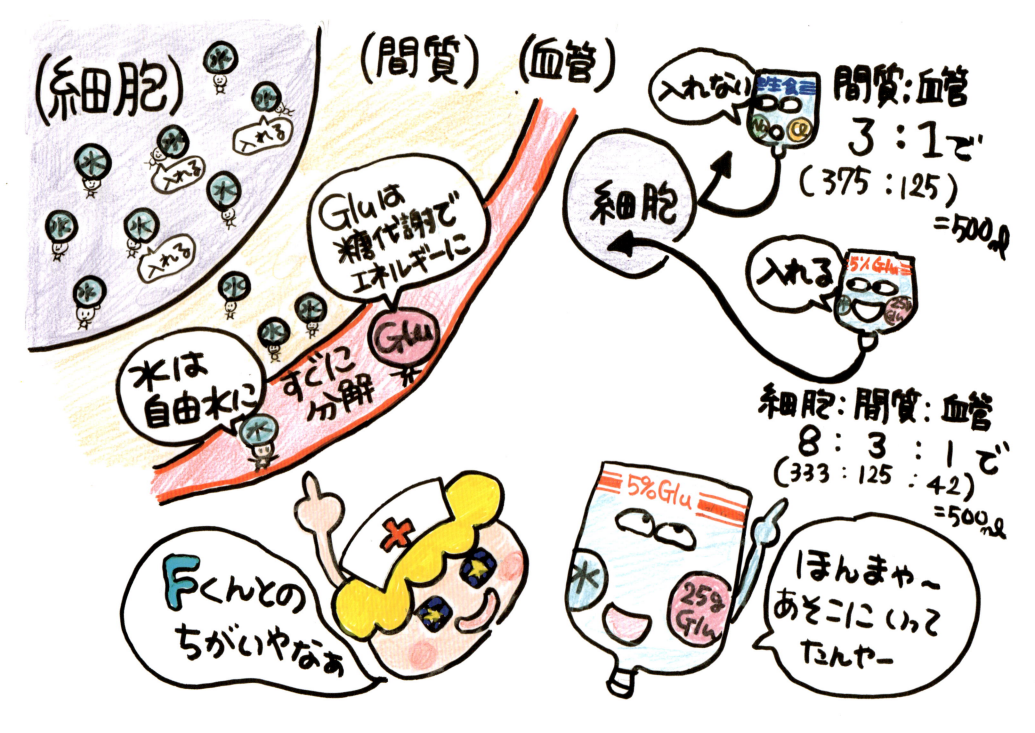

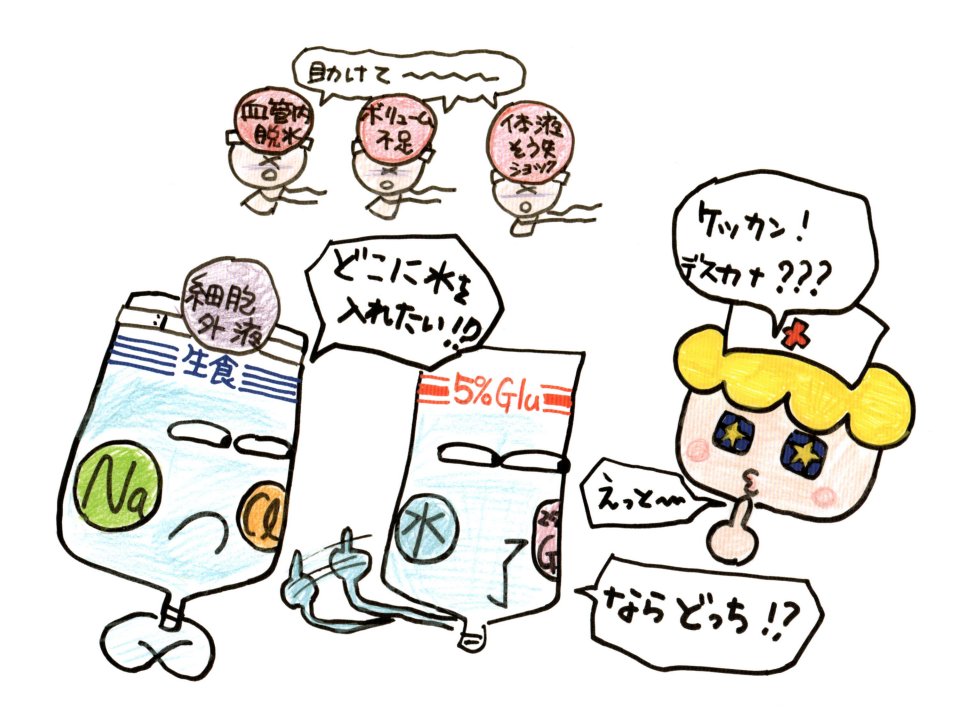

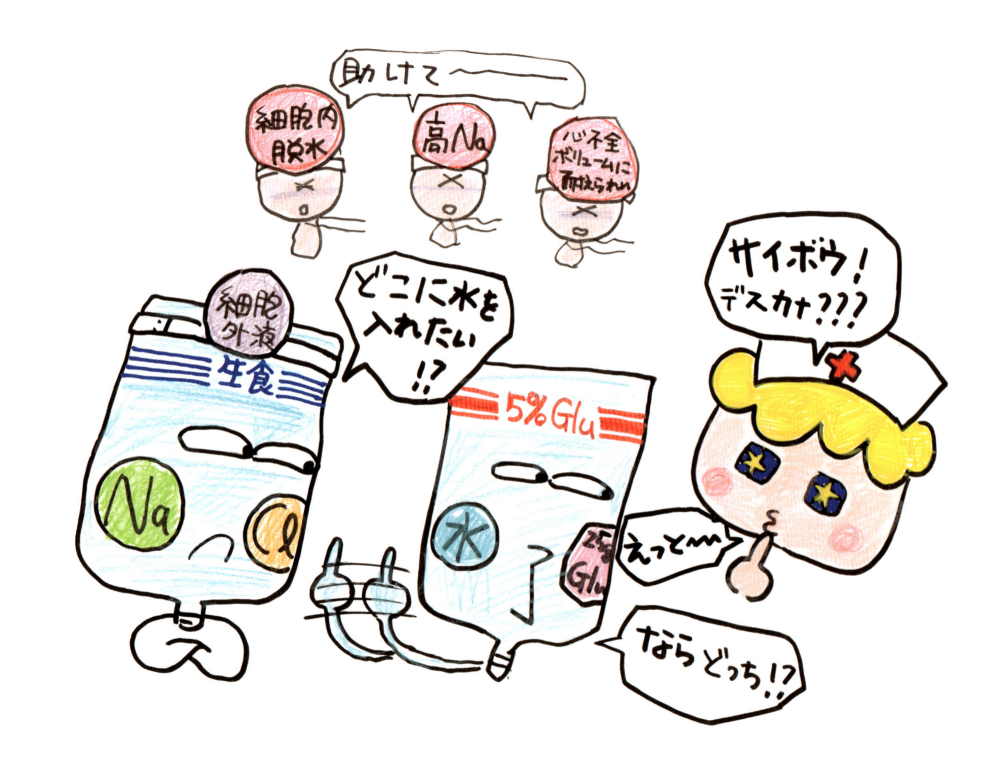

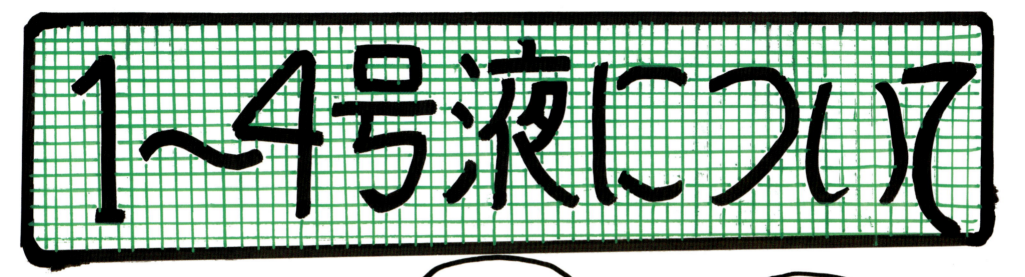

1〜4号液は生食と5%Gluを混ぜただけ

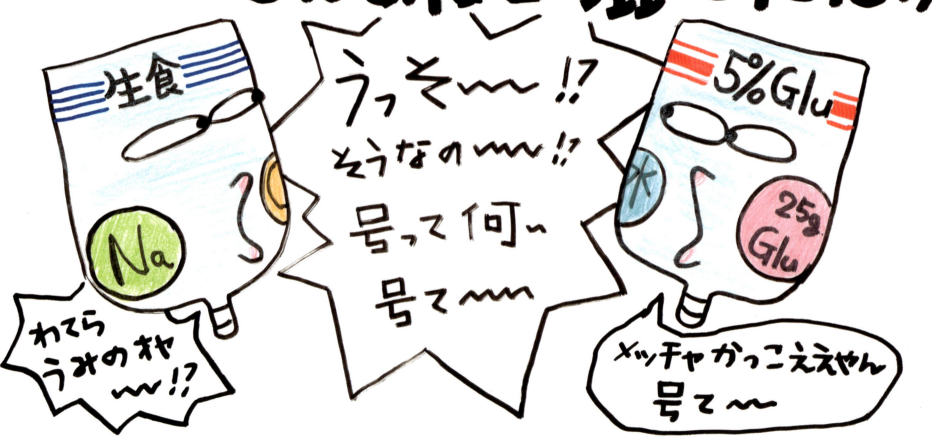

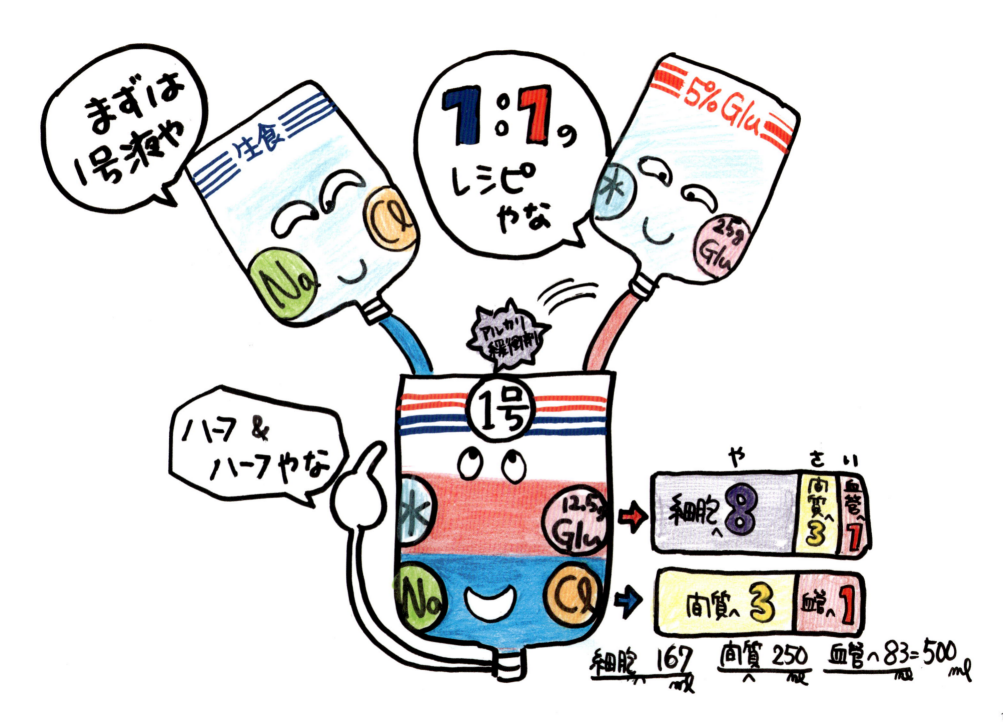

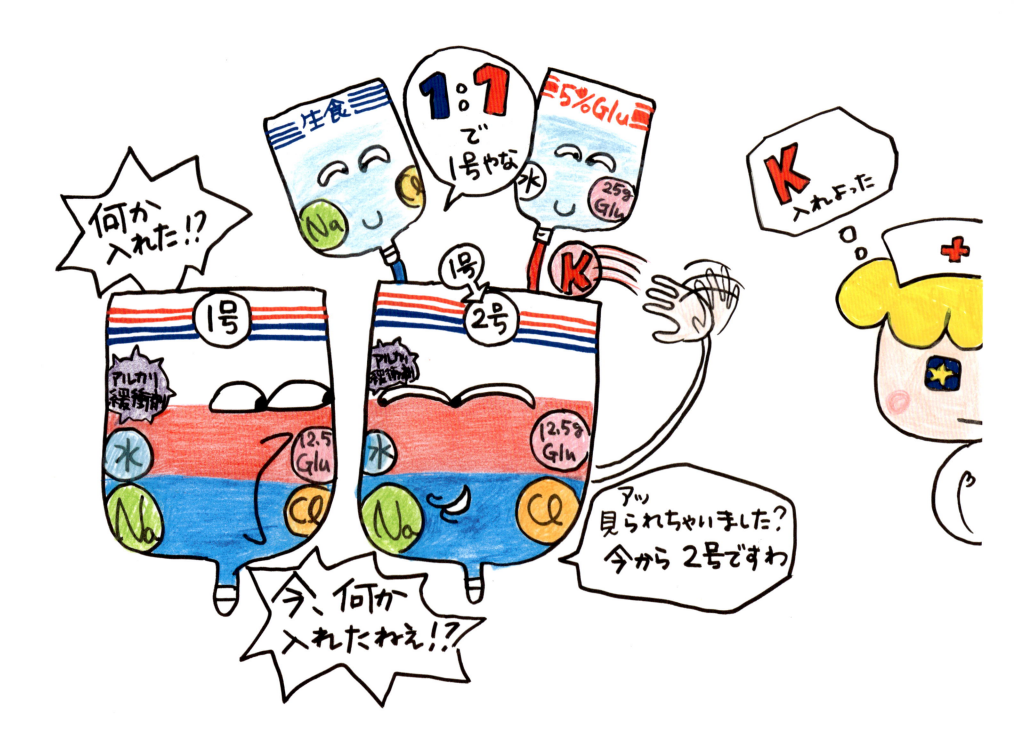

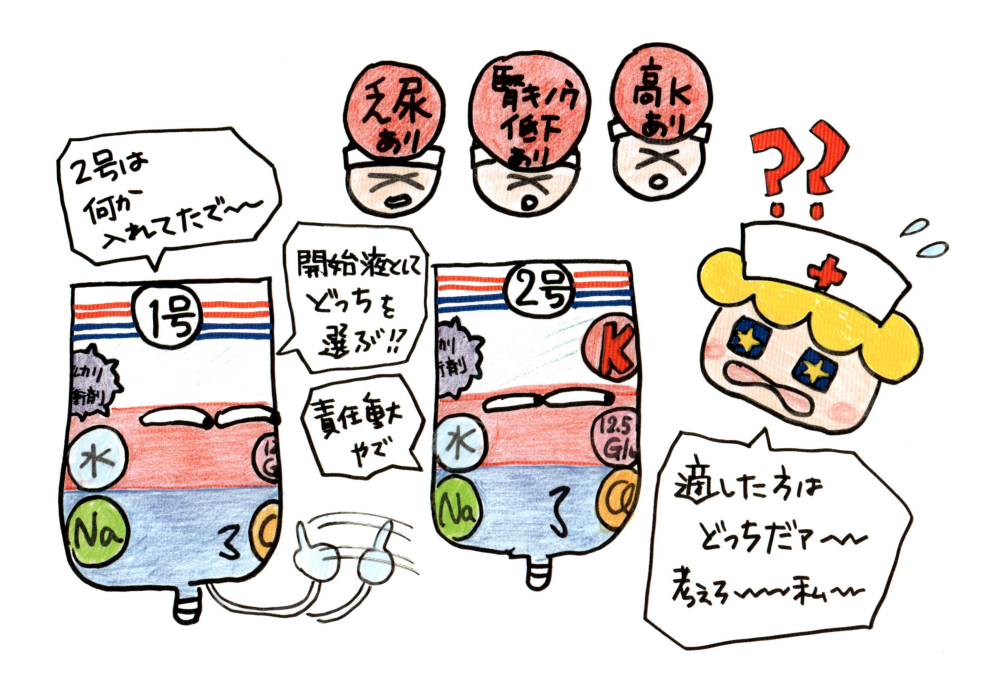

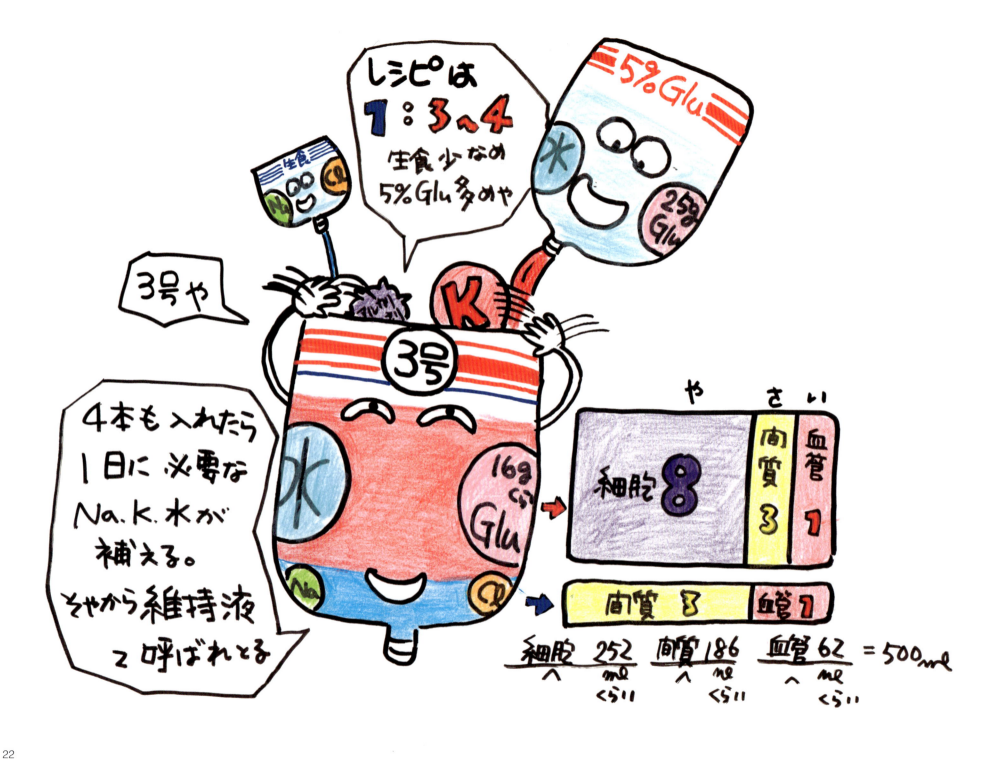

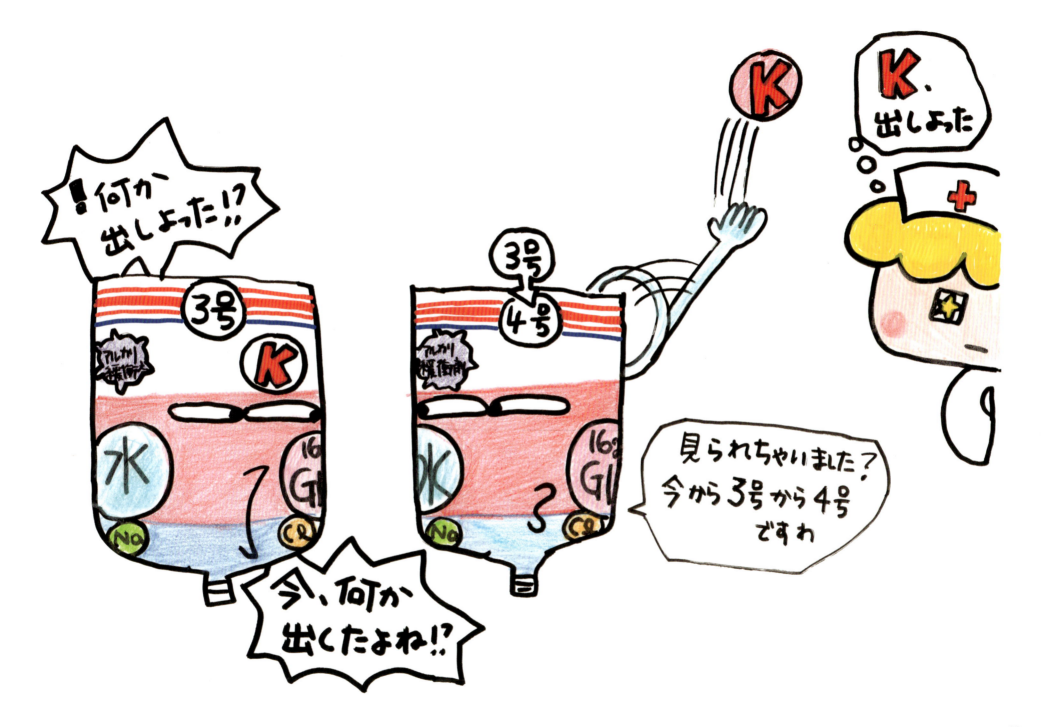

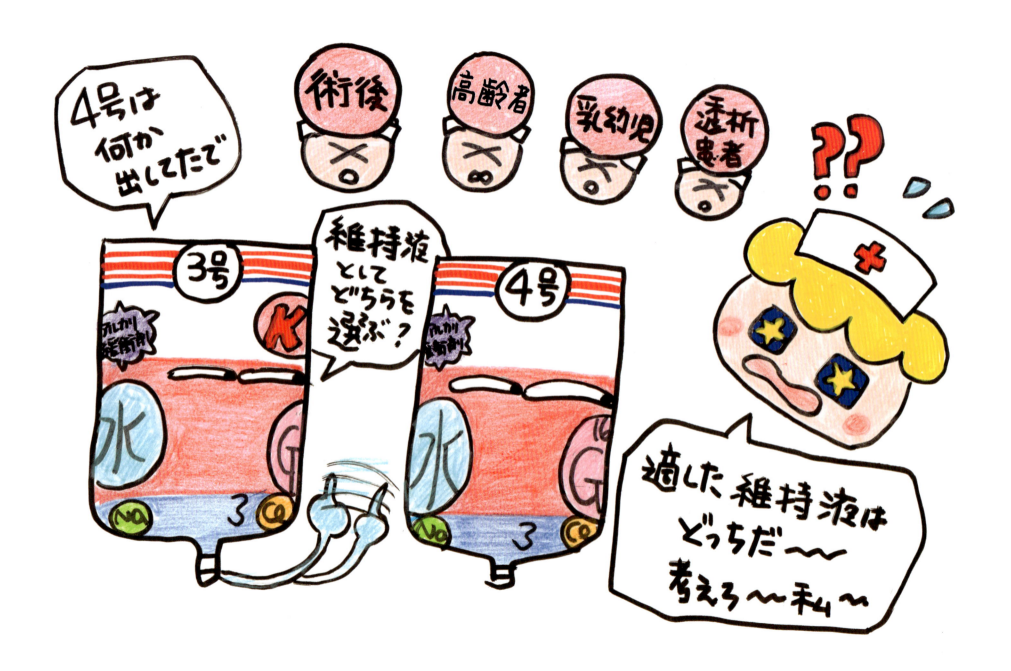

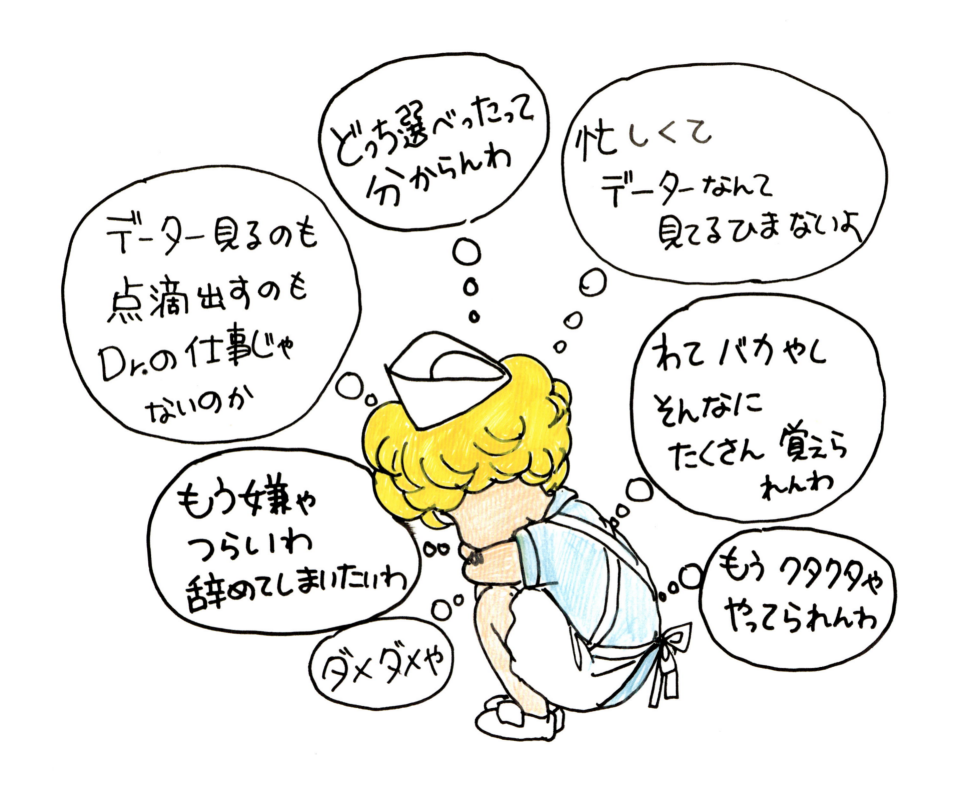

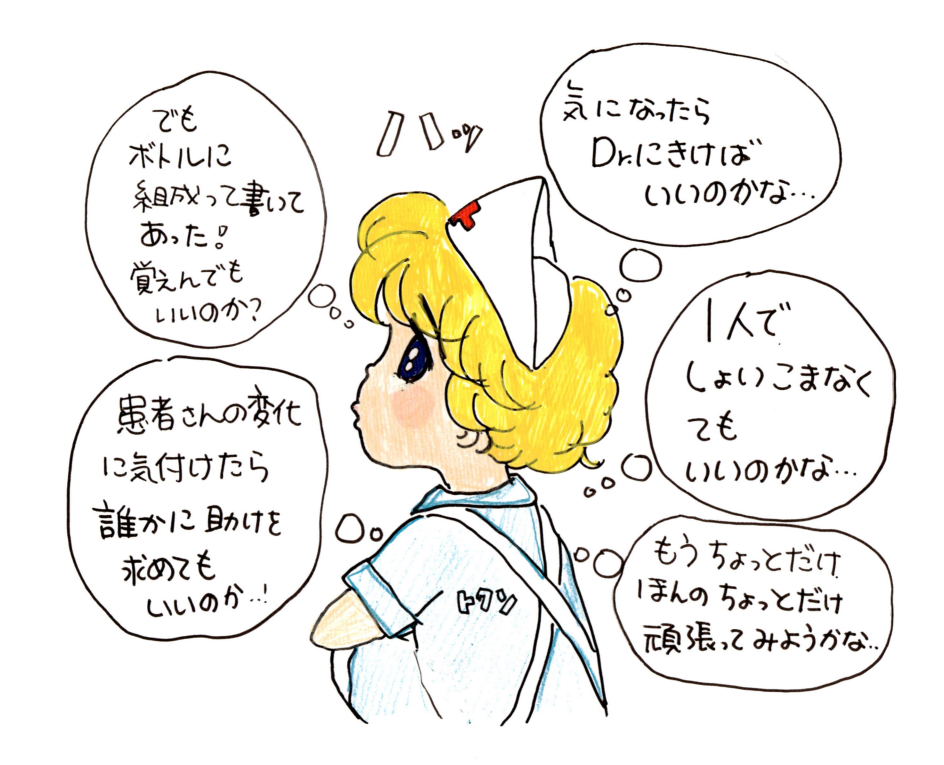

あとがき

お粗末な 資料に 貴重な お時間を さいて お付き合い 頂き, 本当に ありがとうございます。

「資料下さい!」の声に どれほど励まされ, お陰様で 5号まで 来る事が できました。

「1つ覚えれば 1人 救えるかも しれない」そんな 思いで 始めて, どこまで 行けるか 分かりませんが, 皆様の声に 支えられる限り 少しでも 長く 続けられたらって 思っています。

小さな学び, 小さな 出逢いで 人は 変わり 未来や 世界が 変わる 事も あります。自分が 変われば 世界が 変わる。笑われてしまい そうですが 私は 信じています。疲労と 困憊しか 見えない 環境ですが, 共に 頑張りましょう

ビーフリードについて

- なんとなく栄養豊富？
- 食べられない人に使う？
- 部屋が分かれている

— 2021・7・17 第6号 —

3号液だけでは維持できない

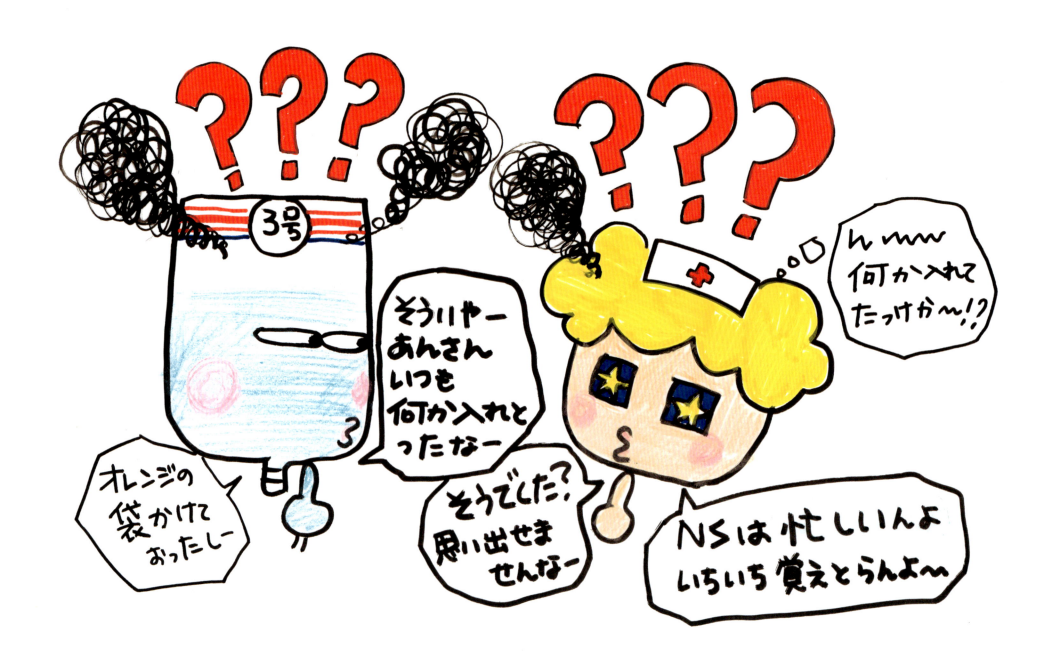

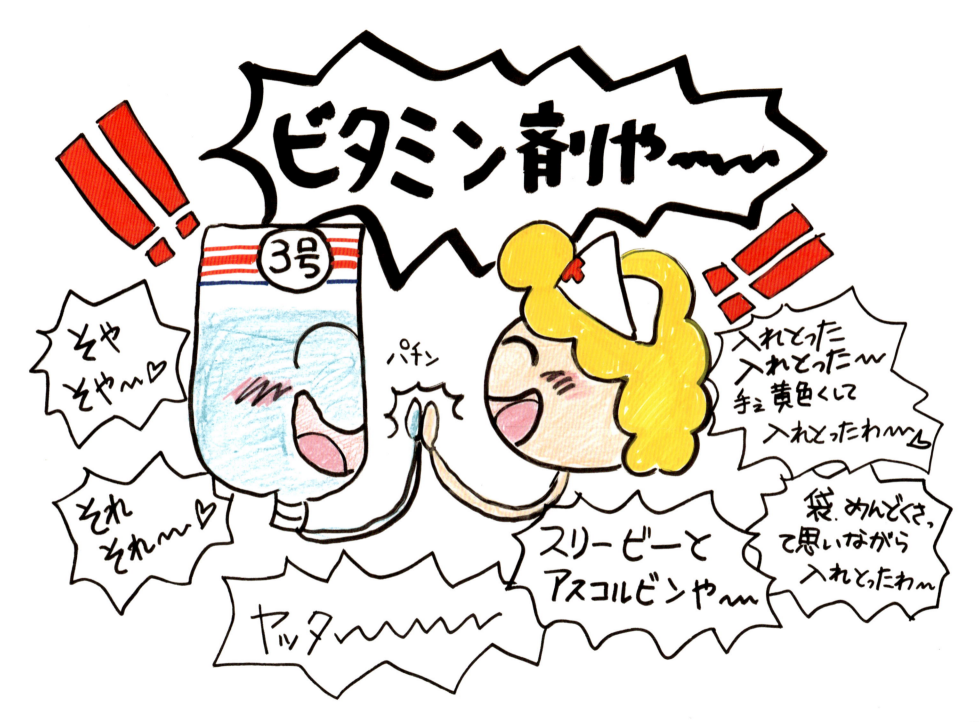

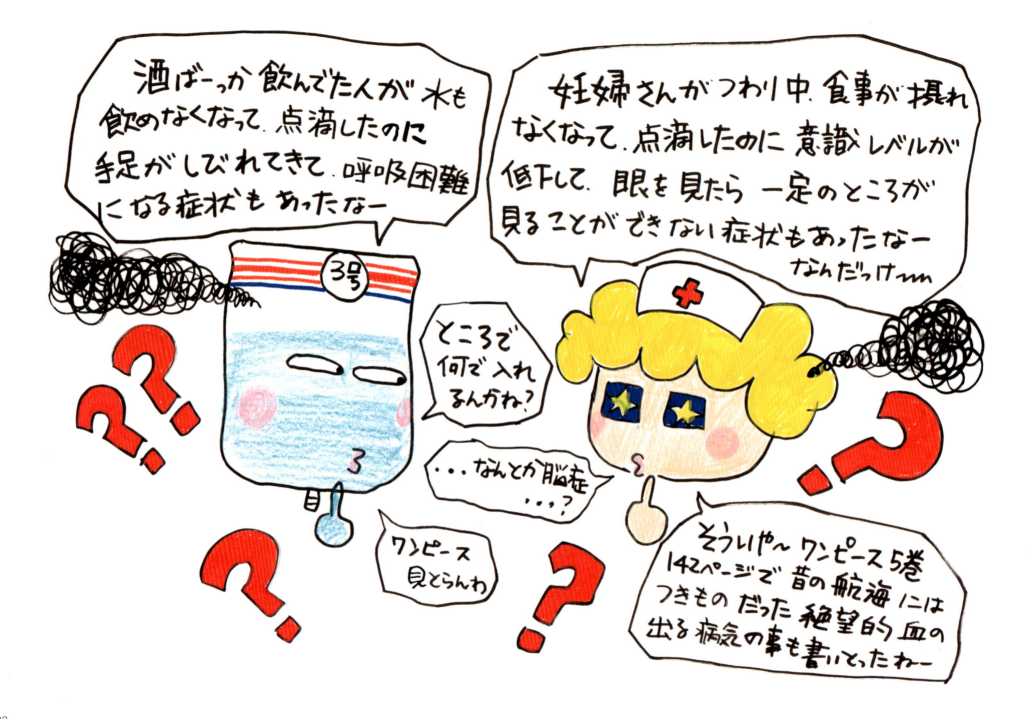

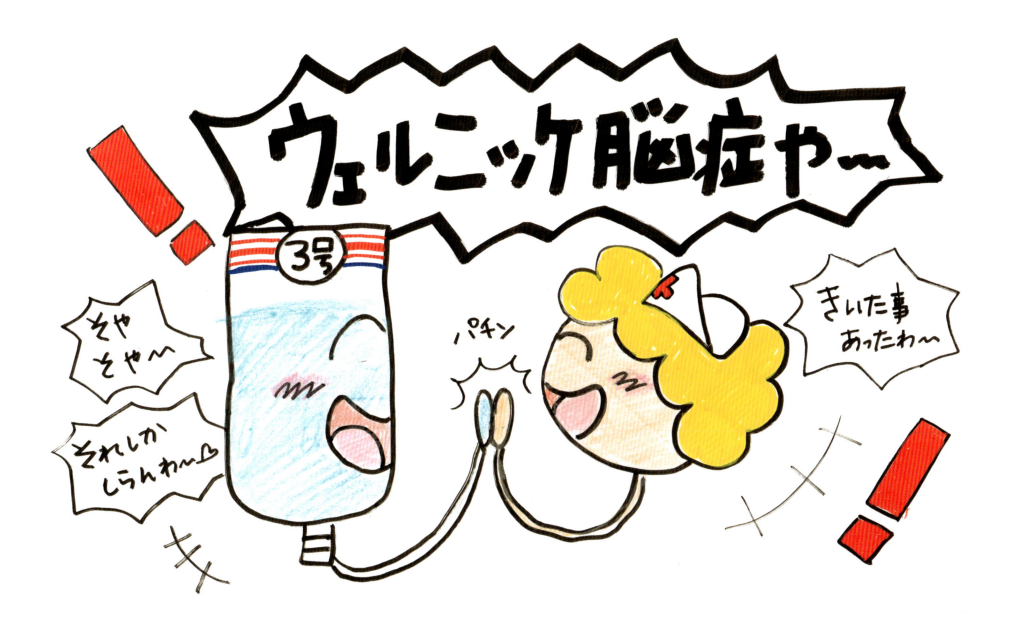

水溶性ビタミンの作用および欠乏症

ビタミン名	腸内細菌合成	作用	欠乏症
ビタミンB_1	×できない	糖質代謝、神経、消化器、心臓、血管系の機能調整	脚気、ウェルニッケ脳症、乳酸アシドーシス
ビタミンB_2	○	生体内酸化還元反応	口内炎、口角炎、舌炎
葉酸	○	ヘモグロビンの生成など	巨赤芽球性貧血、舌炎
ビタミンB_6	○	脂質、アミノ酸代謝	貧血、脂漏性皮膚炎
ビタミンB_{12}	○	赤血球生成、葉酸代謝	巨赤芽球性貧血
ビタミンC	×できない	コラーゲンの生成、薬物代謝、鉄吸収促進	壊血病、薬物代謝活性低下

$B_1 + B_6 + B_{12}$ 3つのBで スリービー

アスコルビン

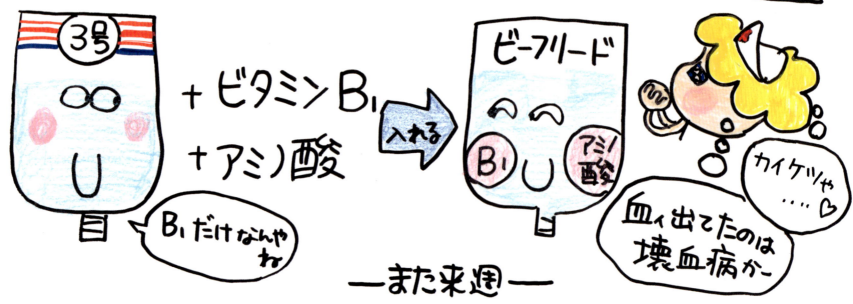

― また来週 ―

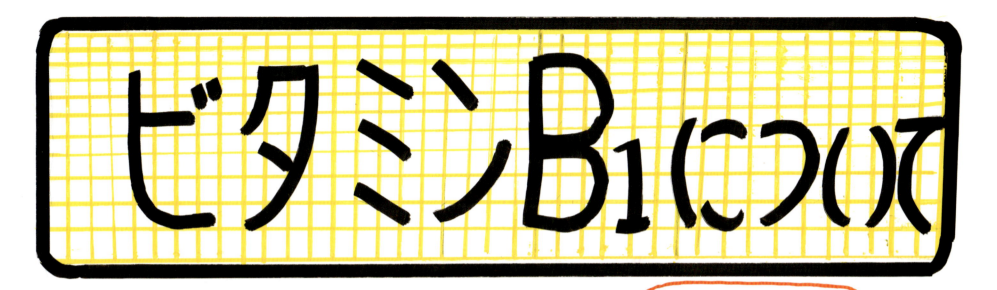

ビタミンB1不足は中枢・末梢神経に影響する

え〜〜〜!?
そうなの〜〜!?

あ!!
回路くんや
ゴメンいくわ

そして
あなたダレ〜〜!?

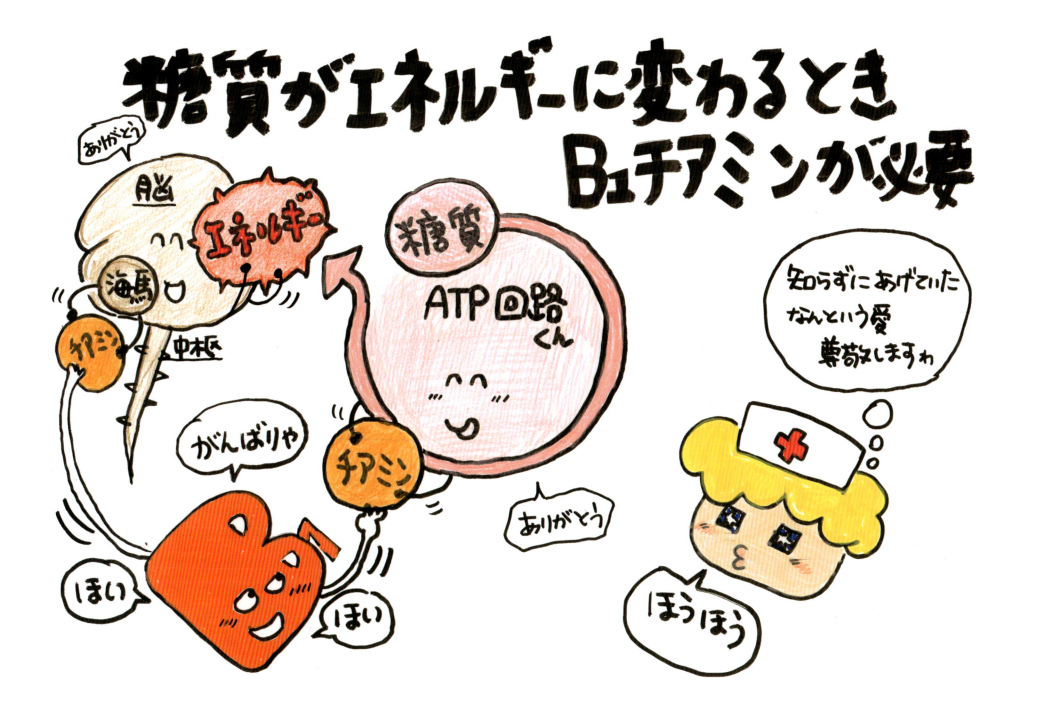

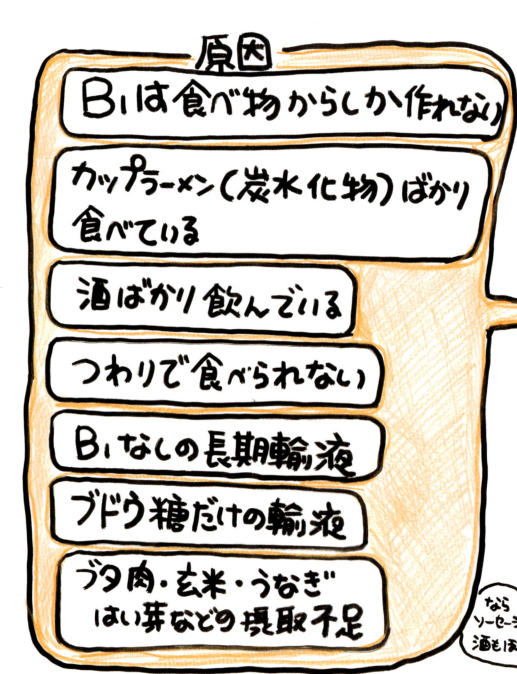

低Na血症について

電解質

細胞外にある

低ナトリウムで何が悪い？

― 2021.1.31 第8号 ―

木は濃いところに移動する

え〜〜〜！？

ちょっと 何言ってるか

わかんないん

ですけどォ〜〜！！

そして あなた ダレ〜〜！？

水は濃いところに移動する
むくむと危険な場所って

細胞
濃い
むくむ

血管
うすく
なると
(低Na)

水が
移動

もしもーし
もしもーし

あちゃ〜

わては
足やな
足ないけど

そりゃー顔やな
見れるオー?

わて
むくむと
ずがい骨から
逃げられ
んのよ

脳

脳だったか〜〜〜!!

Na

低Naは水とNaのバランス

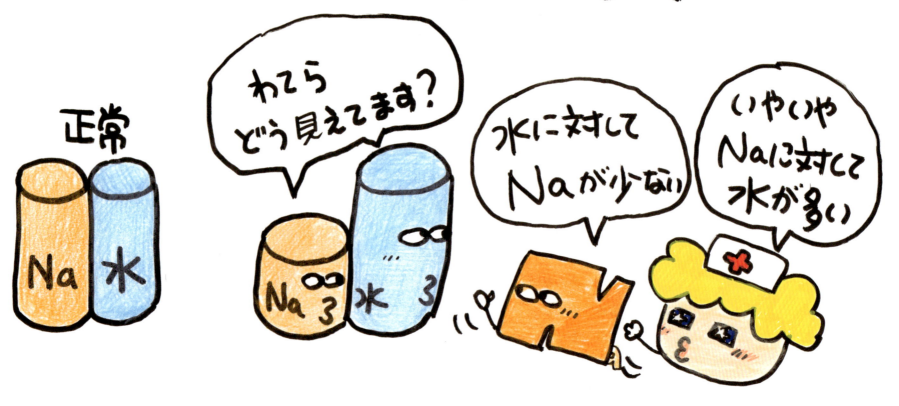

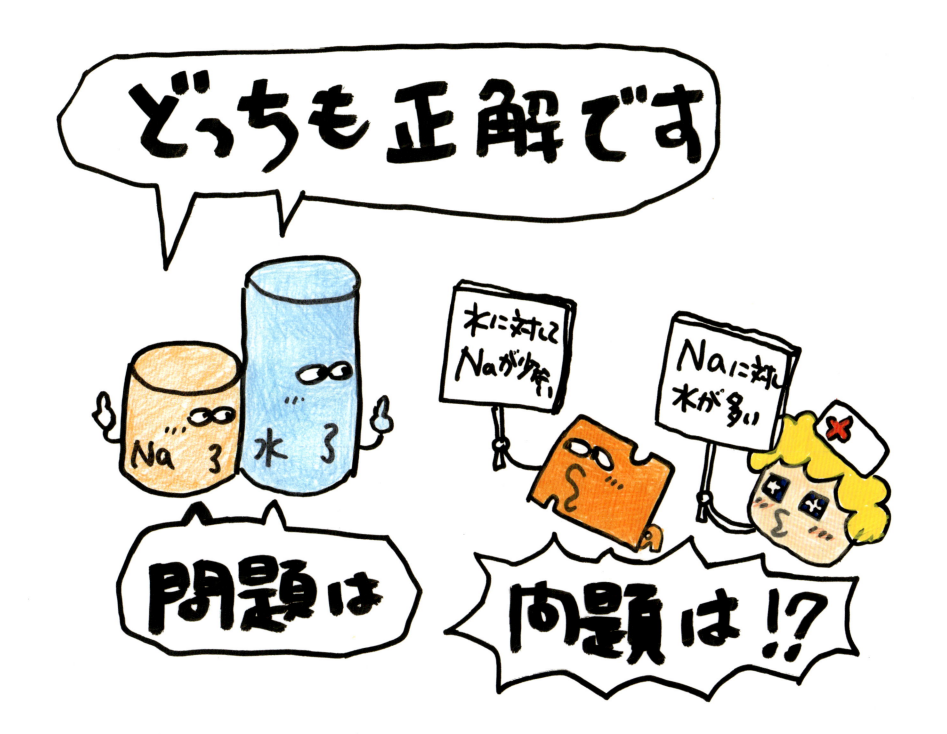

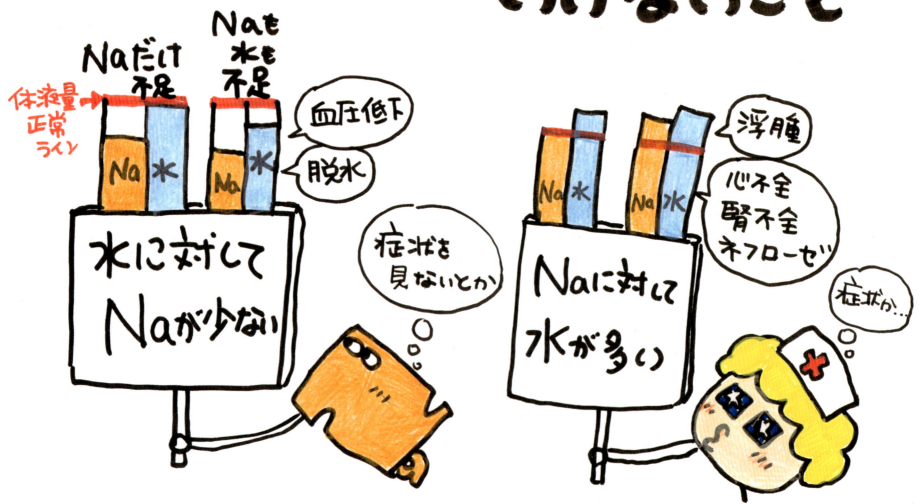

治療はNaを入れるか水を出すか

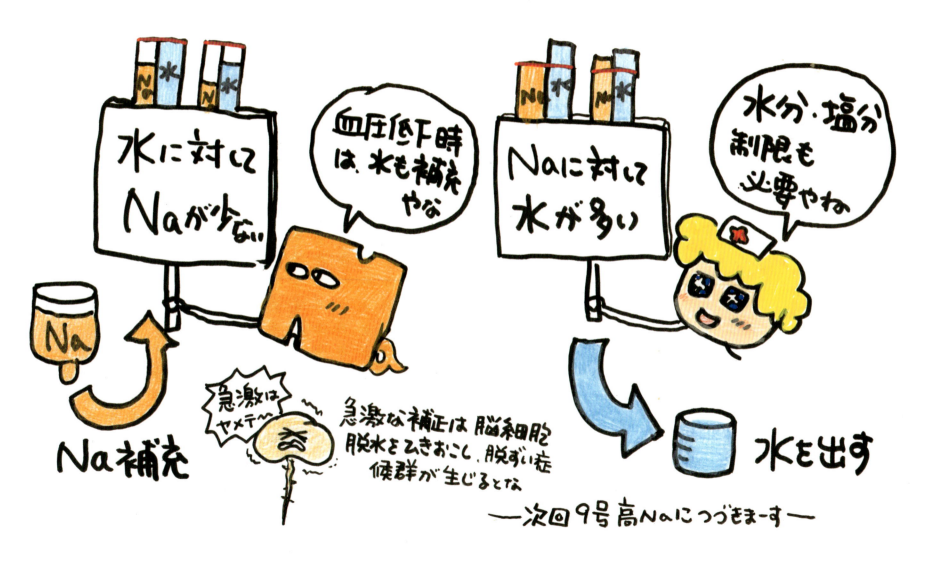

高Na血症について

- 電解質
- 細胞内脱水
- 高ナトリウムで何が悪い？

― 2021・2・7 第9号 ―

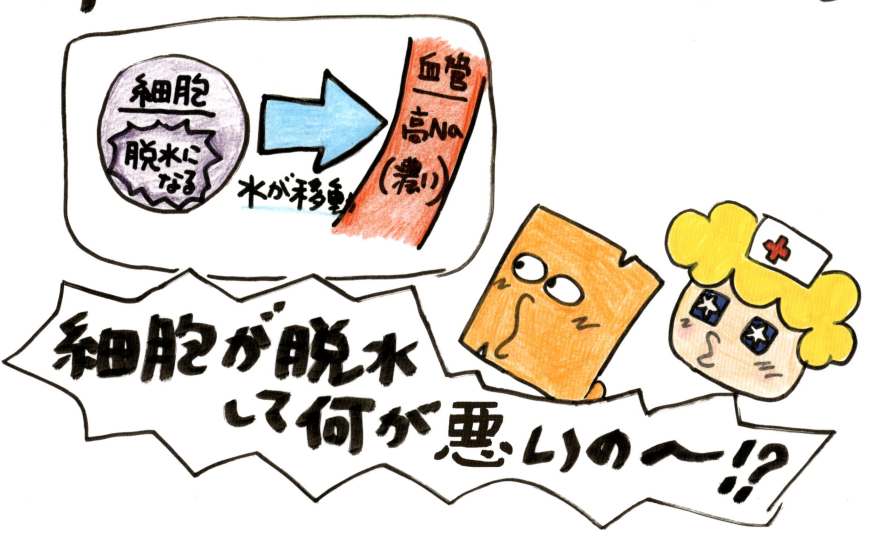

細胞が脱水を起こし危険な場所又

脳
頭痛・悪心
嘔吐・昏睡

こっちゃ

筋肉
筋力低下
筋強直
振戦

神経細胞
腱反射亢進

もしもーし
もしもーし

わては脳や
しぼむ脳ないけどな

あちゃー

やっぱ顔やなー
見られるかー?

そっちか～～!!

高Naは 水とナトリウム9バランス

正常

わてら どう見えてます？

Na 水

Na ³ 水 ³

Naが多い

いやいや 水が少ない

デジャヴゃ....

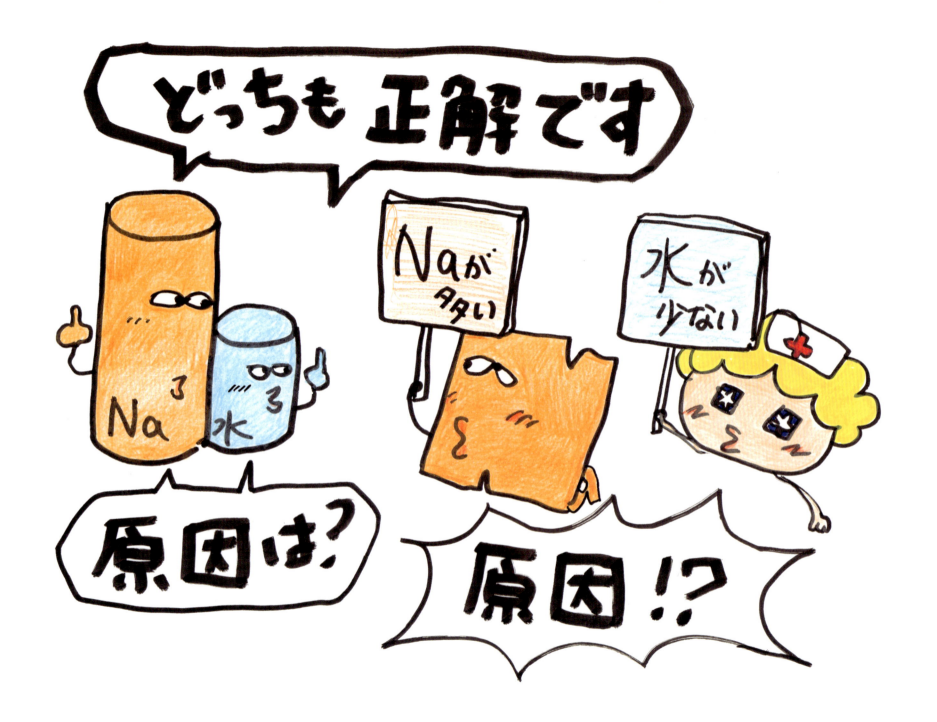

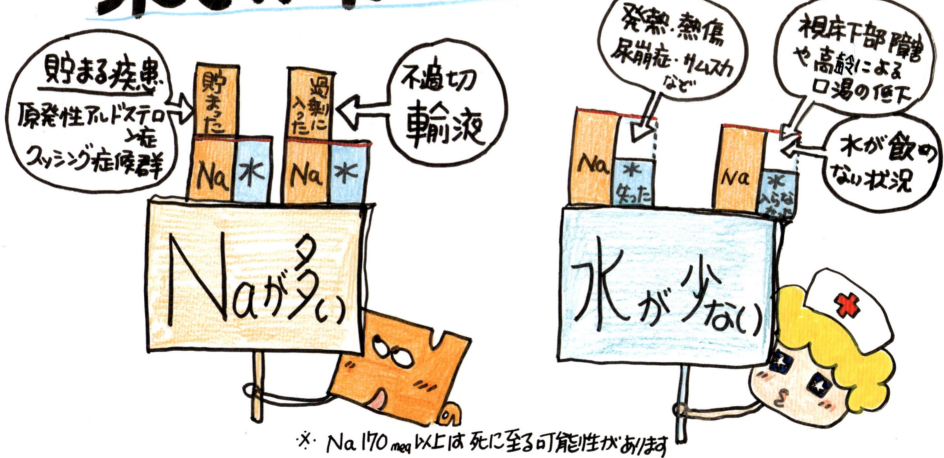

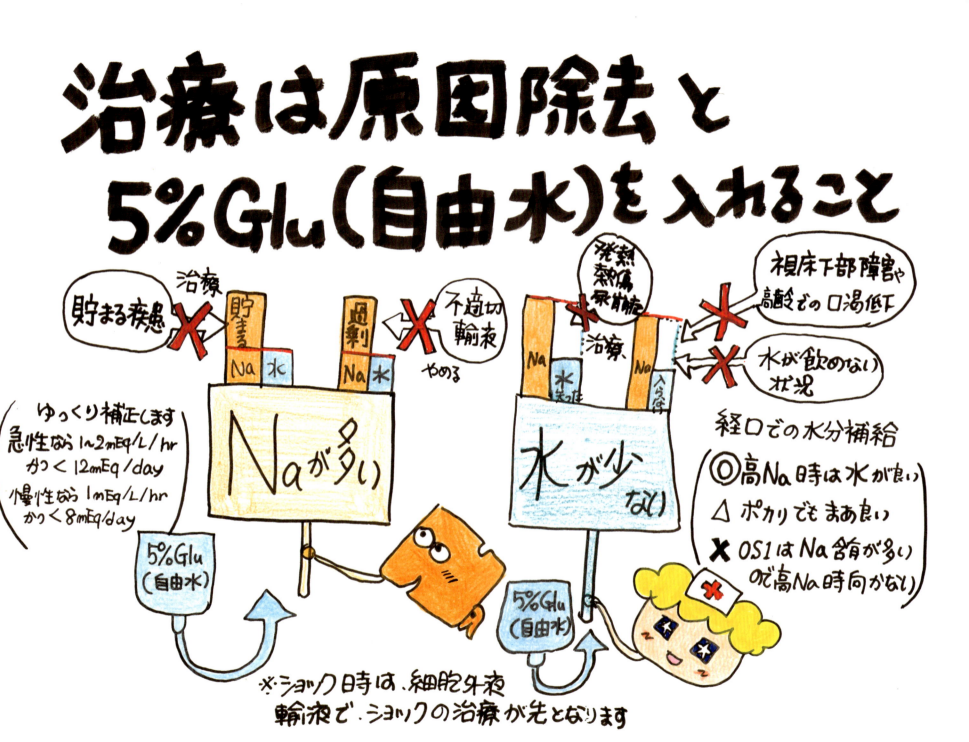

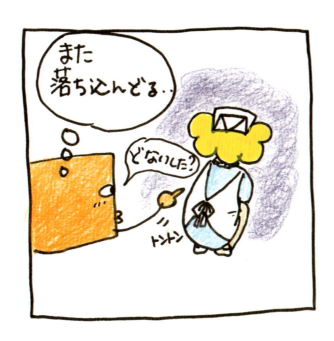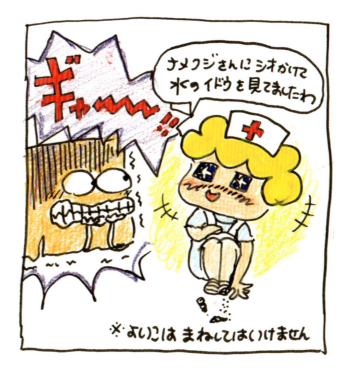

カリウムについて

- 心電図に影響？
- K⁺
- 電解質

― 2021.2.14 第10号 ―

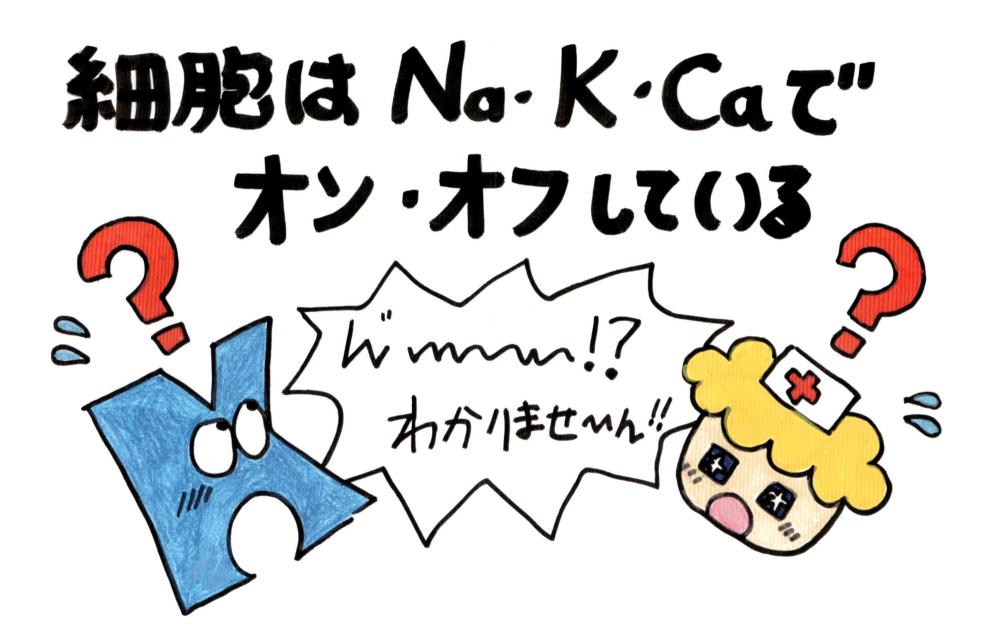

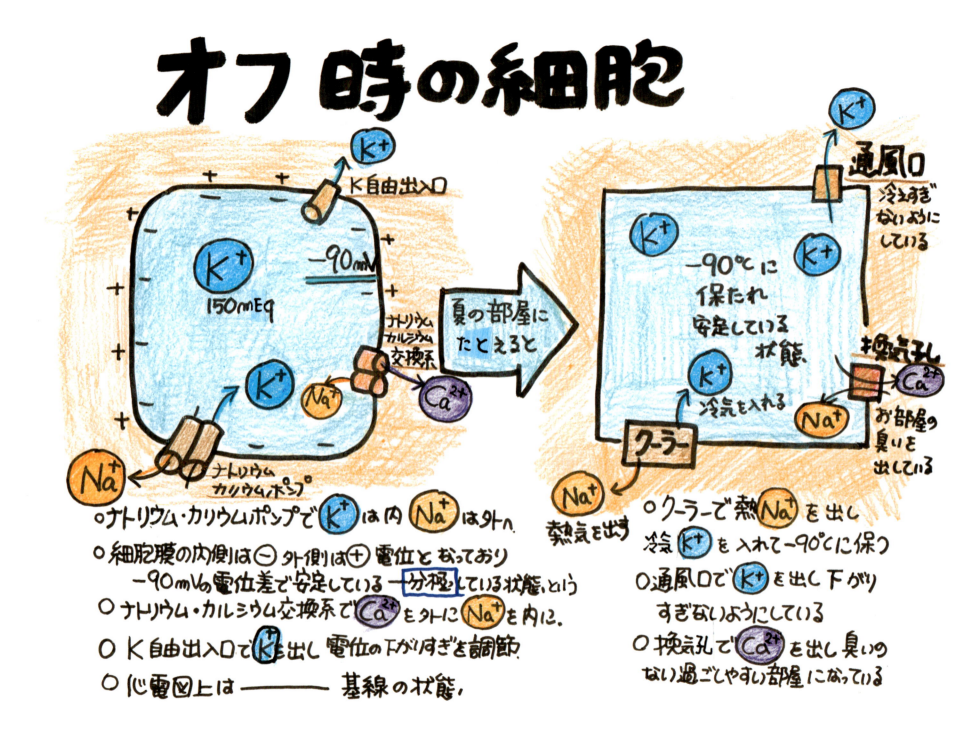

オン時の細胞

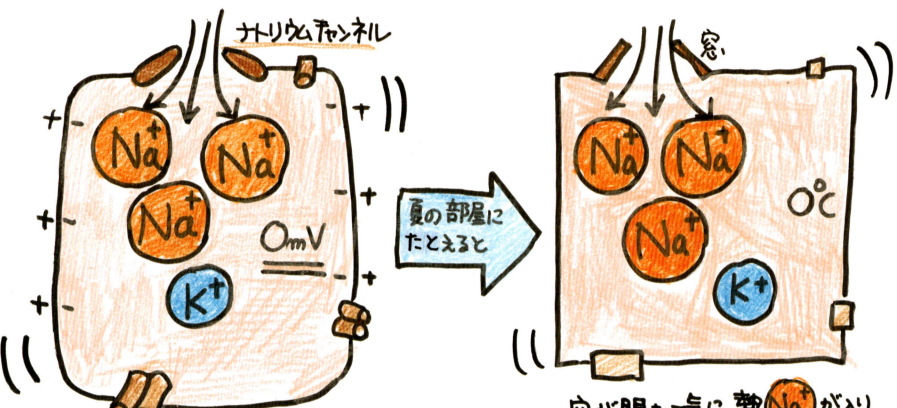

- ナトリウムチャネルが開き細胞内に Na^+ が入る
- 電位差が $0mV$ になる → 脱分極 している状態 という
- 細胞は 活動・興奮・収縮
- 心電図では ⎍⎍ P・QRS

- 窓が開き一気に熱(Na^+)が入り $0℃$ になった状態.
- 活動・興奮・収縮がおこる

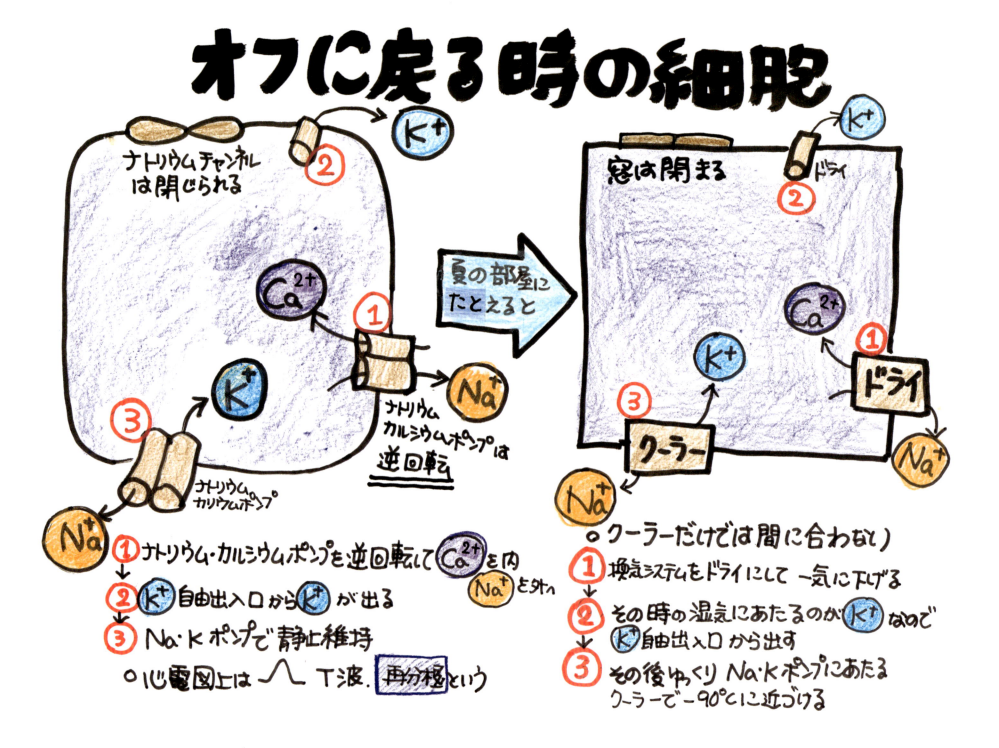

そういえば…

そういえば
K$^+$とCa^{2+}が入ったリンゲル
液では、心筋細胞
が動いとったね～～

――次回11号で
お会いしましょう――

高K血症の原因について

細胞内に
150mEq/L

原因?

細胞外に
4mEq/L

細胞外に
5mEq/L 以上

―2021・2・21 第11号―

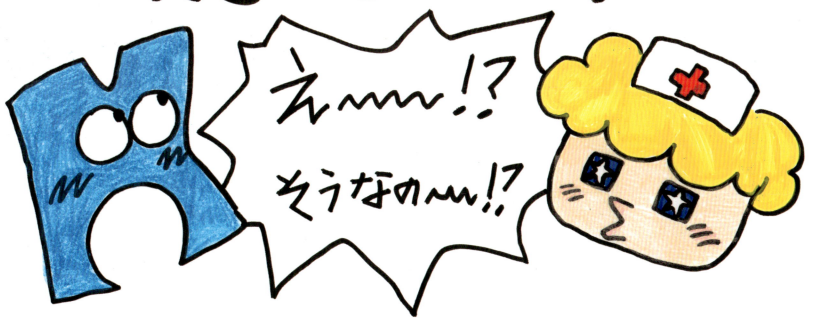

① 摂取過剰

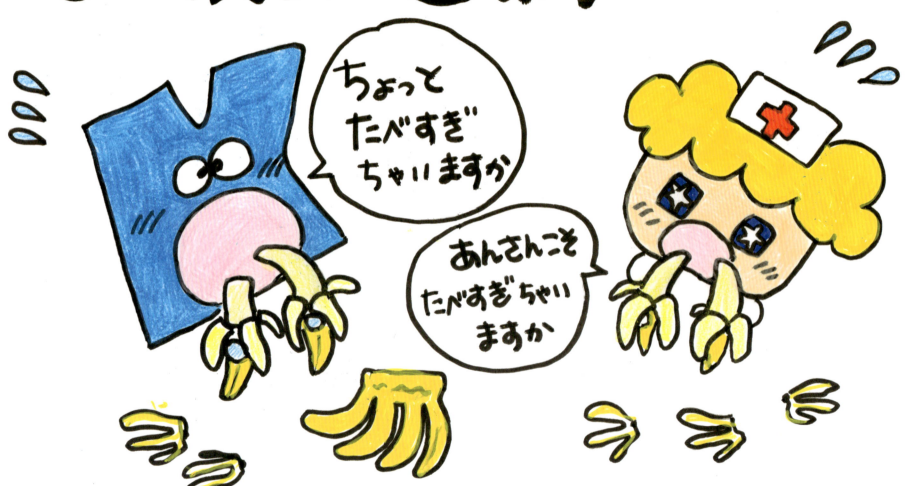

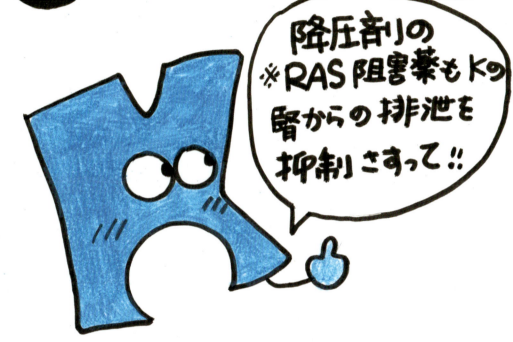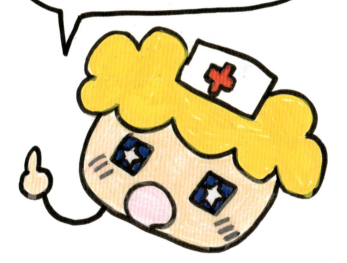

③ 細胞外へのKの移動

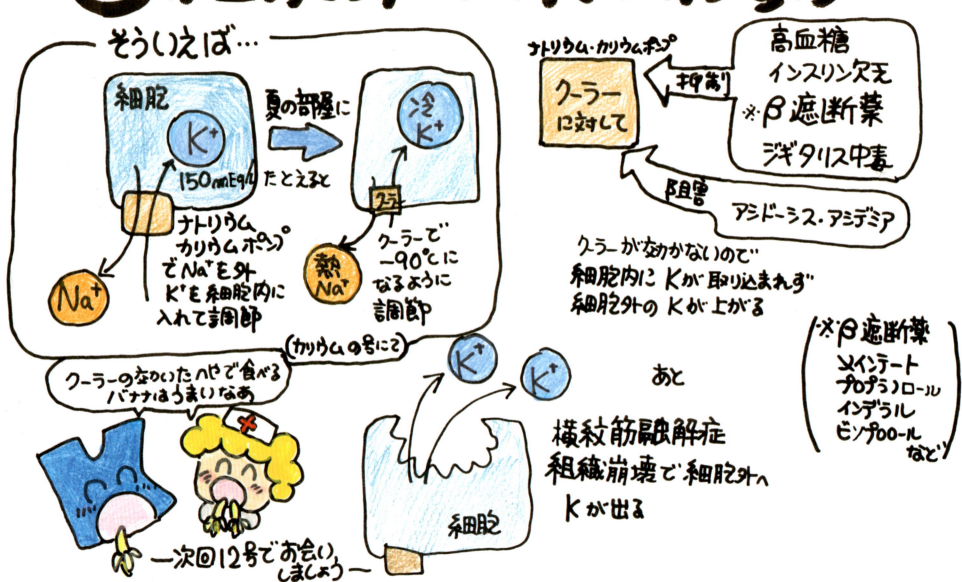

低K血症の原因について

細胞内に
150 mEq/L

細胞外に
3.5 mEq/L 以下
で低K血症

原因って…？

─2021・2・28 第12号─

低K血症の原因は3つ
しかも高Kと逆

え〜〜!?
そうなの〜!?
逆って
何〜〜!?

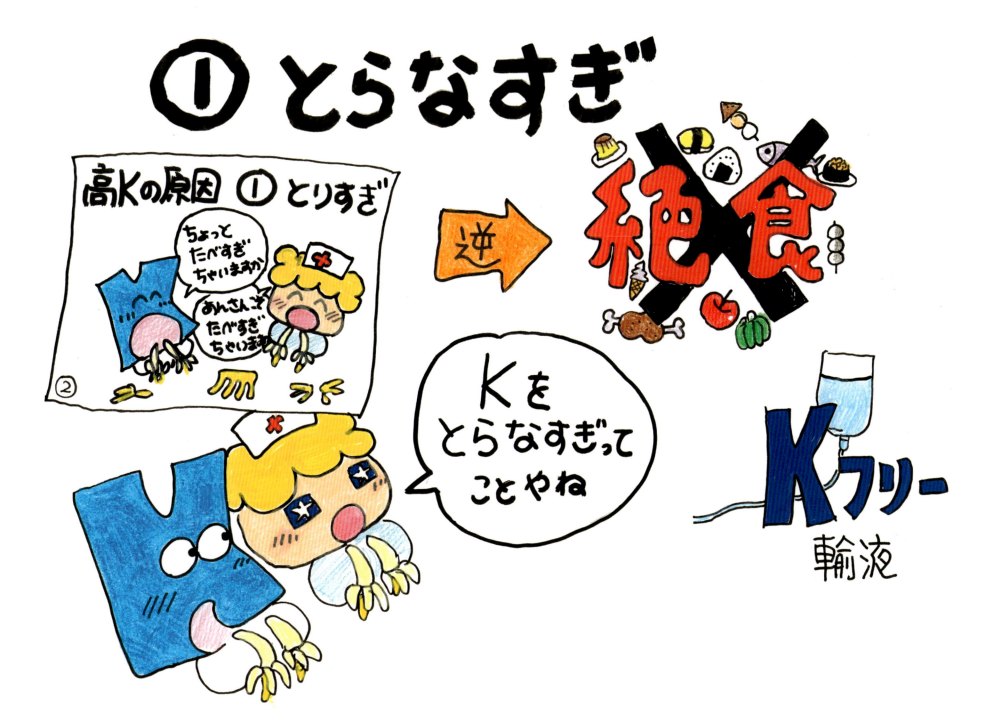

②体外に出すぎ

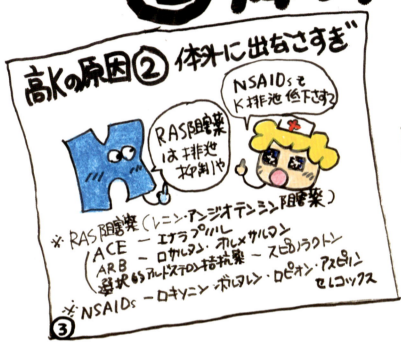

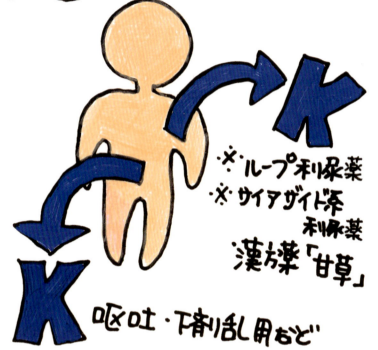
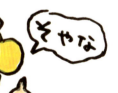

③細胞内に入りすぎ

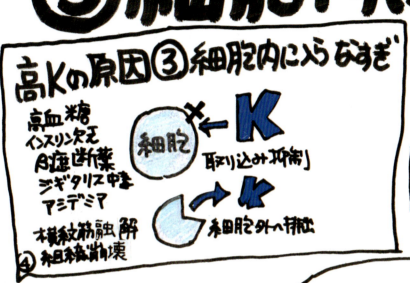

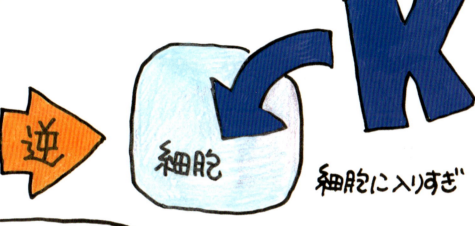

高K血症の心電図変化について

- テント状T波
- なぜ心電図を見る？
- 高Kは刺激伝導系に影響

—2021・3・7 第13号—

高K血症を見たら心電図を見る

高Kだと心筋が興奮しにくくなる

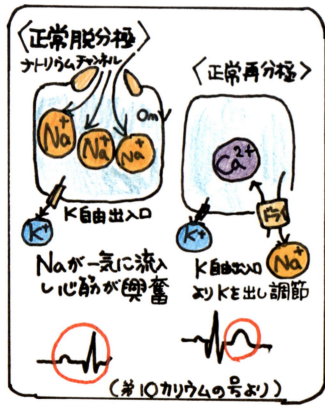

〈正常脱分極〉〈正常再分極〉
（第10カリウムの号より）

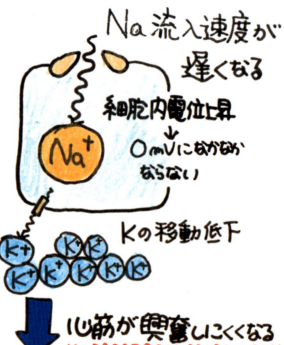

〈高K血症時の脱分極〉

心筋が興奮しにくくなる

※ QRS幅の拡大・減高
※ 心房興奮抑制でP波の減高・消失
※ PR間隔延長
※ 心室内伝導遅延と不応期短縮によりVF

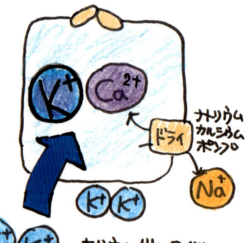

〈高K時の再分極〉

※ T波の増高・尖鋭化
　幅がせまくなる
　テント状T波

波形の正常値

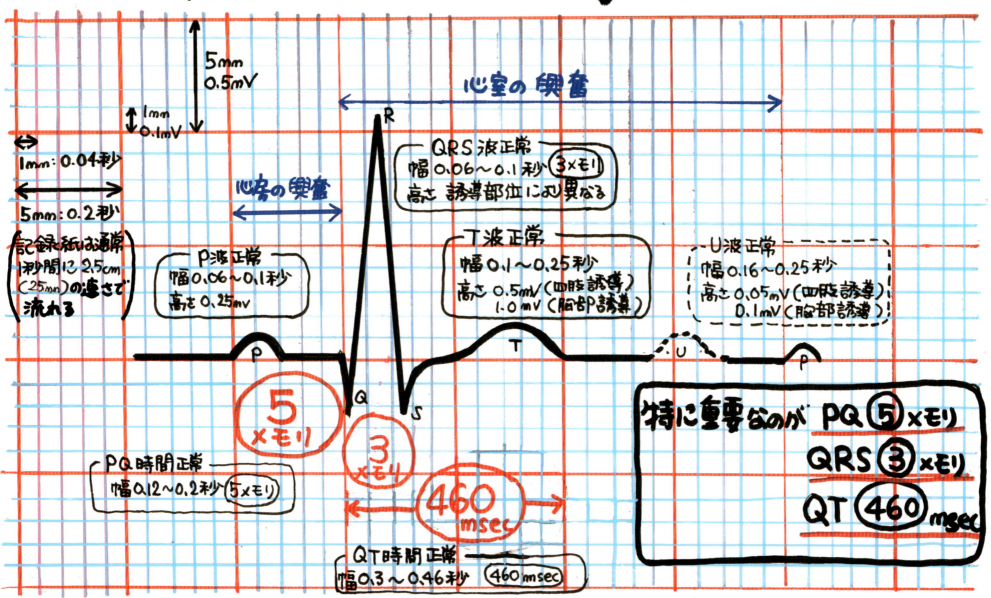

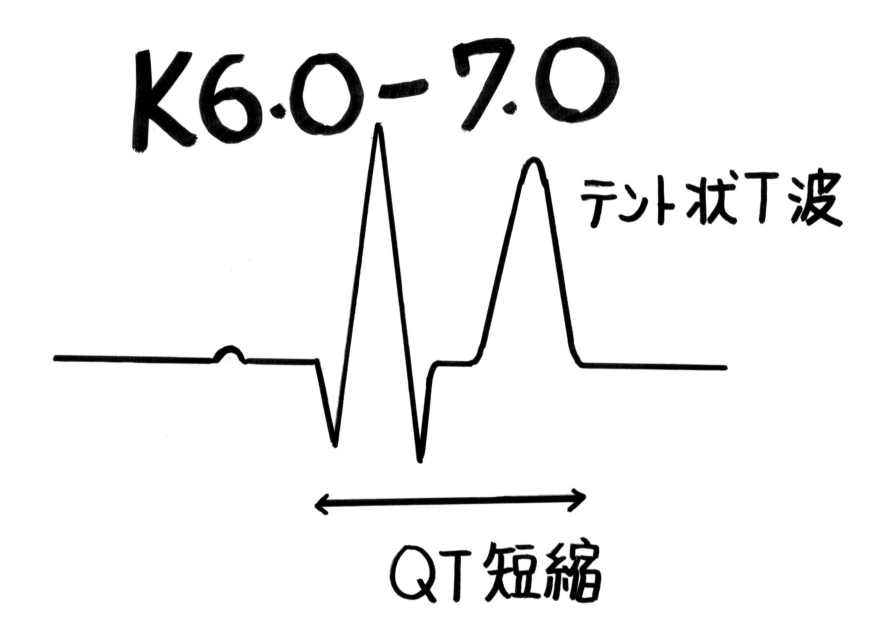

K 7.0 - 8.0

テント状T波

P波平坦化

ST低下

PR間隔延長
I度房室ブロック

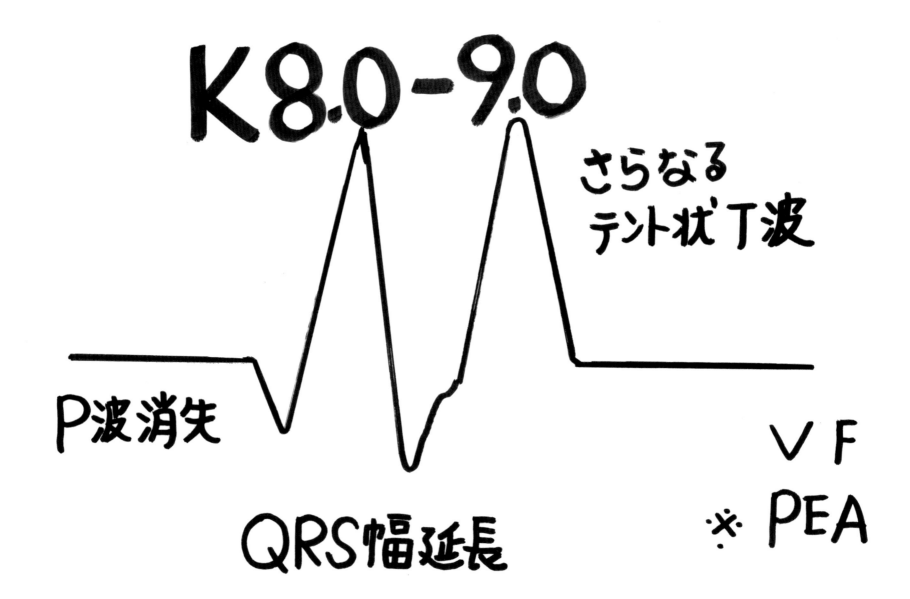

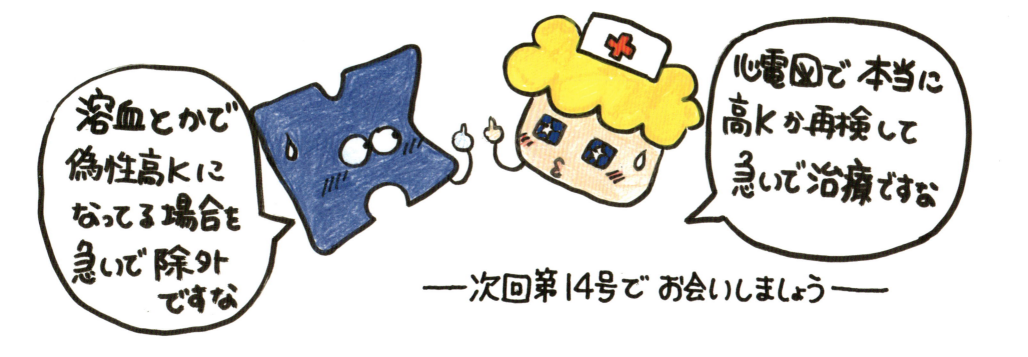

低K血症の心電図変化について

テント状T波の逆？

低Kも刺激伝導系に影響？

QT延長？

ー2021・3・14 第14号ー

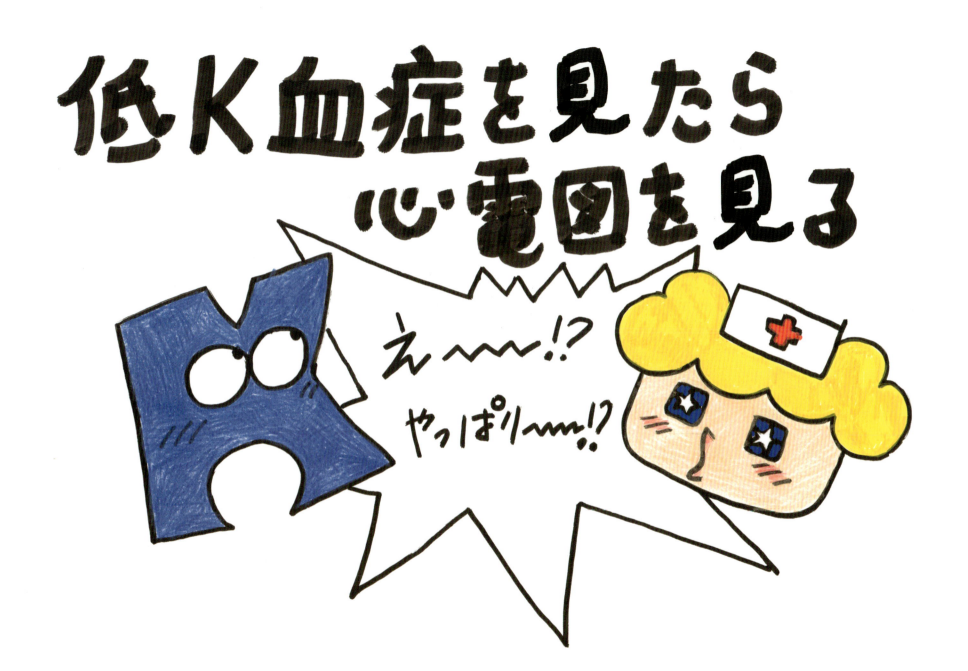

低Kだと心筋が興奮しやすくなる

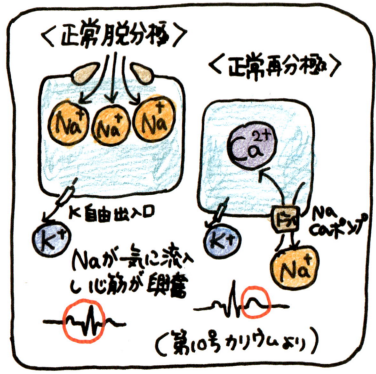

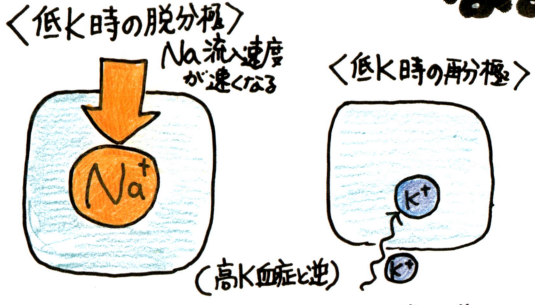

（高K血症と逆）

↓

心筋が興奮しやすくなる

Kが少ない為、再分極に時間がかかる

↓

※ T波の平坦化・陰性化
※ U波の出現
※ STの低下→虚血性心疾患と紛らわしい
※ U波の増大 + T波の融合 → TU波
※ QT (QU) の延長. Tdp. VFを誘発

低K血症時の心電図

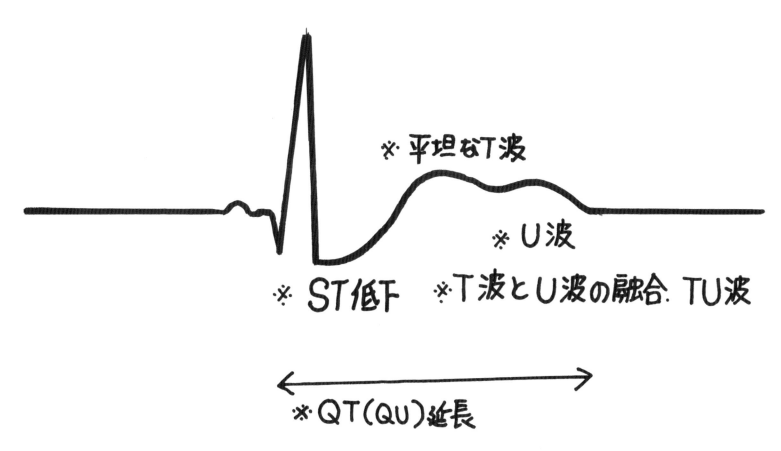

QT延長は torsade de pointes（トルサド・ド・ポアント TdP）を誘発

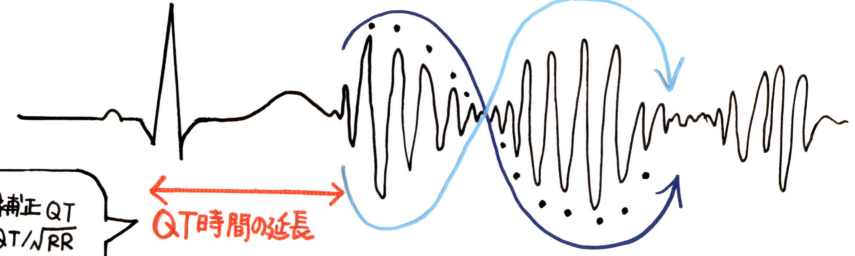

QT時間の延長

- QT_c = 補正QT = $QT/\sqrt{RR}$
- QT_c の正常値 **460 msec 以下**
- 男性 > 0.44秒
- 女性 > 0.46秒

- 基線を中心にねじれるように変化する多型性心室頻拍
- 女性に多い
- 持続時間は数秒以内で自然停止するが、失神もあり
- 約10%は心室細動に移行し突然死する危険な不整脈
- 原因（低K・薬剤性など）が改善されれば予後は良好

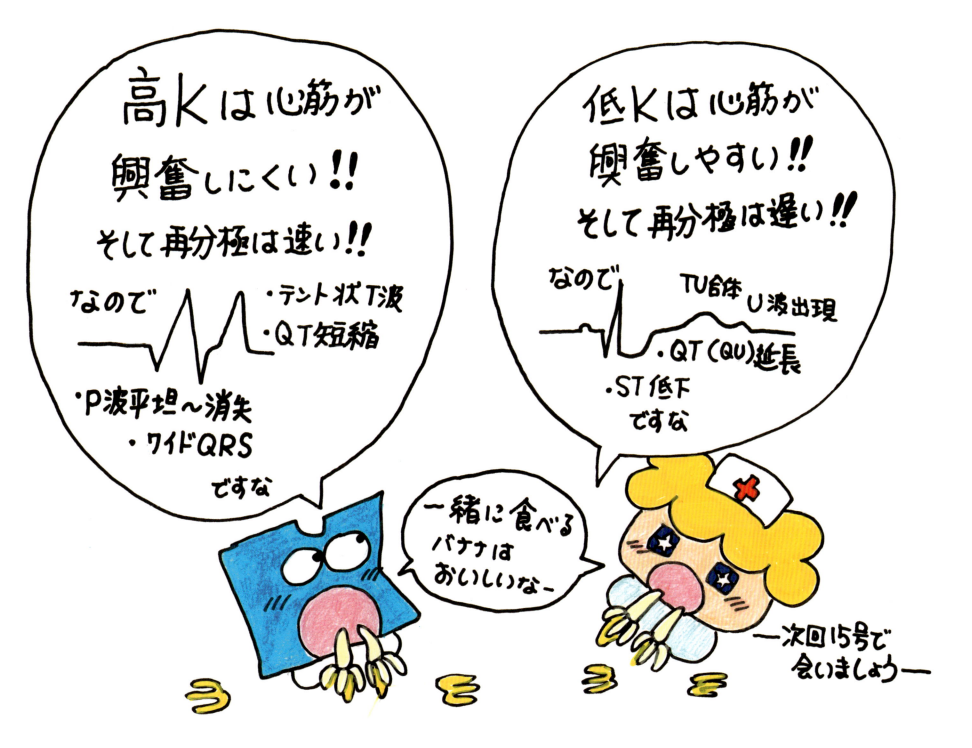

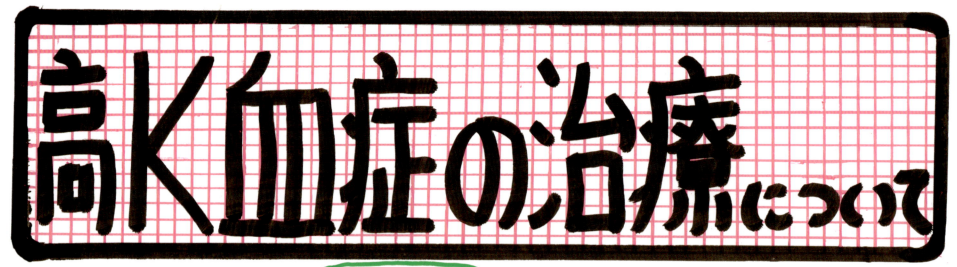

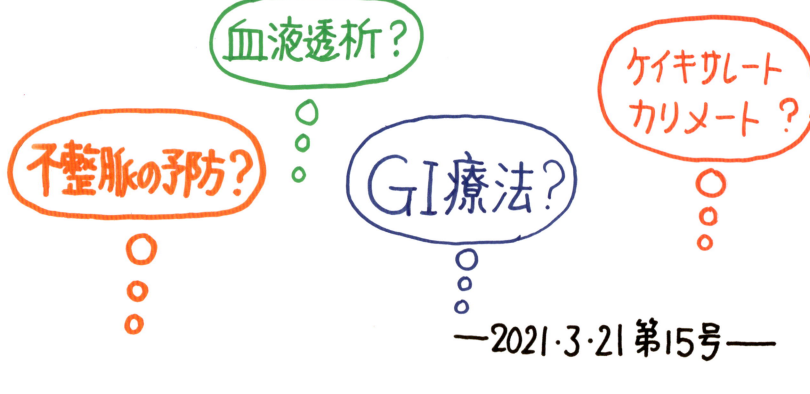

―2021・3・21 第15号―

高K血症の治療は
① 不整脈の予防
② Kを細胞内に入れる
③ Kを外に出す

～～!?
どうやって～～!?

④ 原因除去

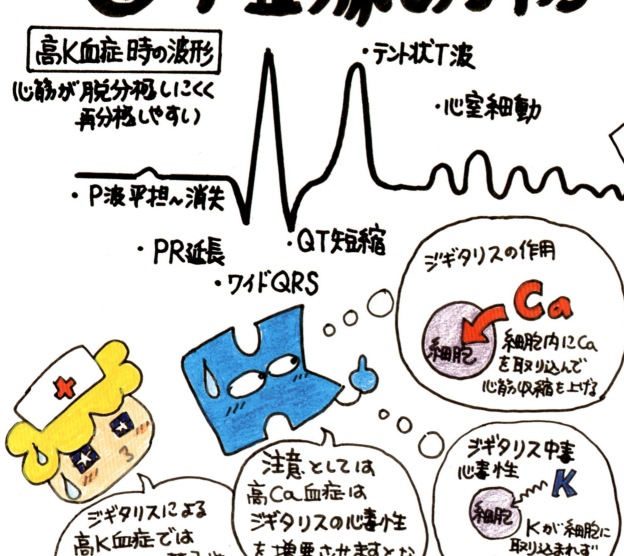

② Kを細胞内に入れる

低Kの原因は細胞内に入りすぎ

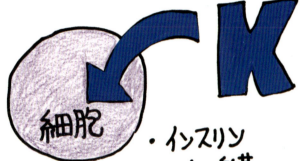

- インスリン
- β刺激薬
- アルカローシス

はNa.Kポンプを活性

〈12号低K血症の原因より〉

応用 →

GI療法

インシュリン
グルカゴン

インシュリンによってKが筋細胞、肝細胞に取り込まれる
（作用持続時間4～6時間）

メイロン

アルカリにする事でNa.Kポンプを活性化
（作用持続時間1～2時間）

β刺激薬でNa.Kポンプ活性化
アロテック吸入（持続時間2-4時間）

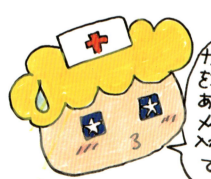

カルチコールを投与したあとはメイロンを入れちゃダメですな

メイロンはCaと結合するからカルチコールの作用をうちけすとな.

③ Kを外に出す

低K血症の原因
体外に出すぎ

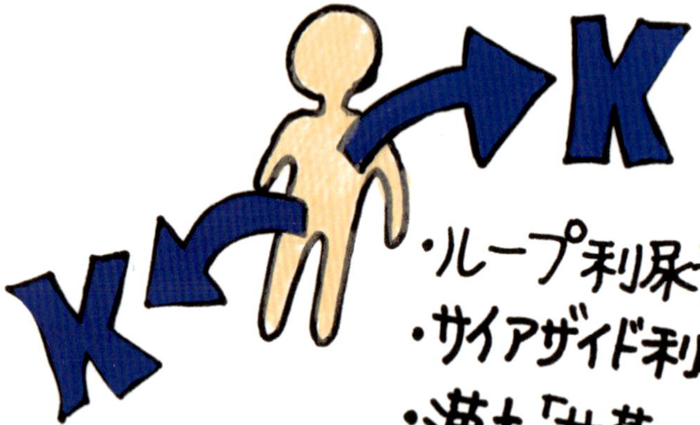

K

K

・嘔吐
・下剤乱用

・ループ利尿剤
・サイアザイド利尿剤
・漢方「甘草」

〈12号「低K血症の原因」〉より

応用

・ループ利尿剤」
　　フロセミド投与
・ケイキサレート 注腸
・ビサコジル 挿肛

—— 血液透析 ——

・作用発現時間：数分
・作用持続時間：比較的長時間
・血液透析は腎不全患者の血清K
　濃度を低下させる最も有効な方法

④原因除去

原因となる薬剤の中止

高K血症の原因 — 外に出なさすぎ —

「RAS阻害薬もKの排泄を抑制さすって」
「NSAIDsもK排泄を低下さすって」

RAS阻害薬 (ACE阻害薬 — エナラプリルなど
　　　　　 ARB — ロサルタン・オルメサルタンなど
　　　　　 選択的アルドステロン拮抗薬（K保持性利尿薬）スピロノラクトン)

NSAIDs — ロキソニン・ボルタレン・ロピオン・アスピリン・セレコックスなど

〈11号 高K血症の原因〉より

高K血症の原因 — 細胞内に入らなすぎ —

抑制／阻害 → 細胞 K

- 高血糖
- インスリン欠乏
- β遮断薬（メインテート、プロプラノロール、インデラル、ビソプロロール など）
- ジギタリス中毒
- アシドーシス

—次回16号でお会いしましょう—

高K血症の原因 — とりすぎ —

「おいしいな―」

「でもな 大昔 海の中で細胞はKをくみ入れることからはじまったんやで」
「ちびちびがんばるな」
「カリウムむずかしかったなあ」
「めっちゃちびちびやろな」

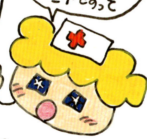
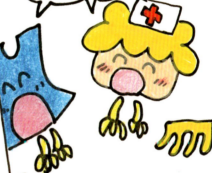

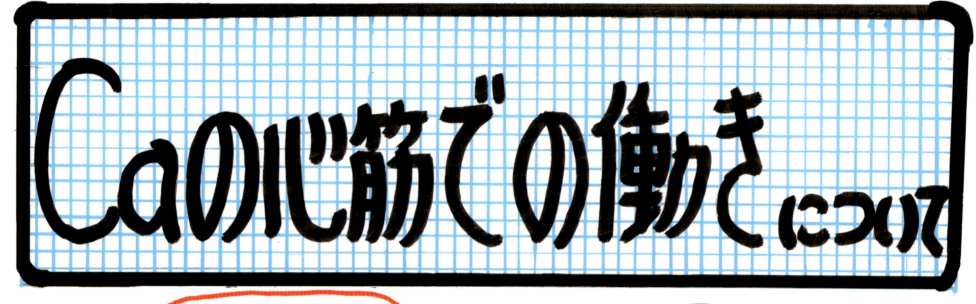

Caがないと心筋は動けない

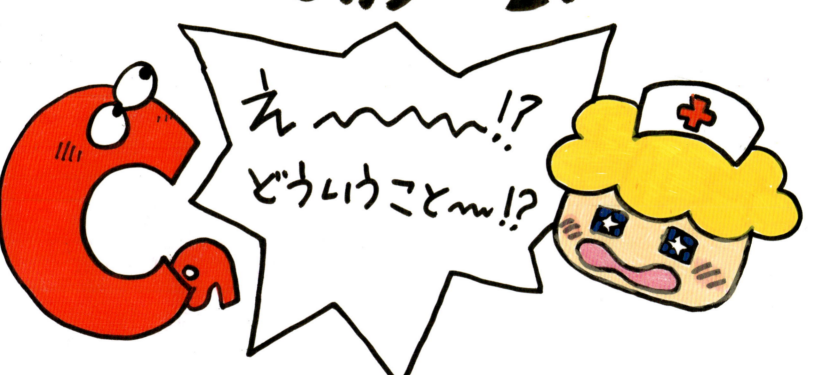

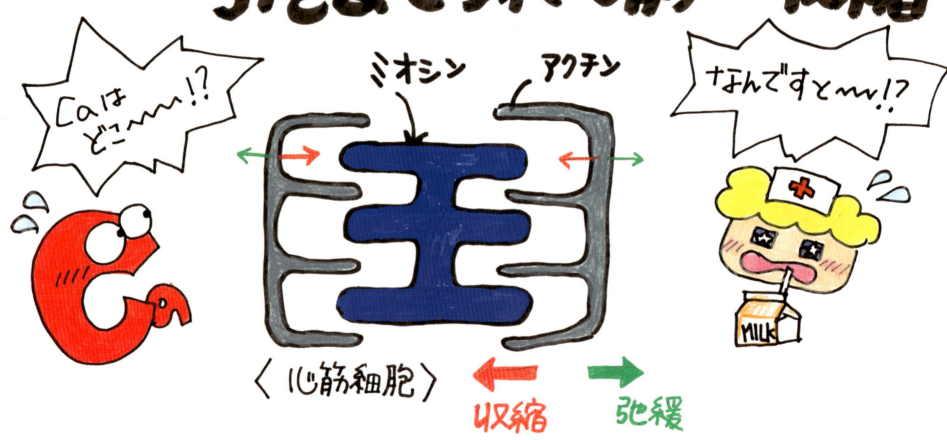

トロポニンにCaがくっついて連絡橋ができて アクチンを引きよせる

トロポニン

Ca Ca Ca

ぴたっで ぐい〜〜っ!?

トロポニン〜〜!?

ぴたっ

アクチン

ぐいっ

連絡橋

ぐいっ Ca ぴた

ぐいっ Ca ぴたっ

ミオシン

← 収縮

MILK MILK

Caがくっついている間 収縮する

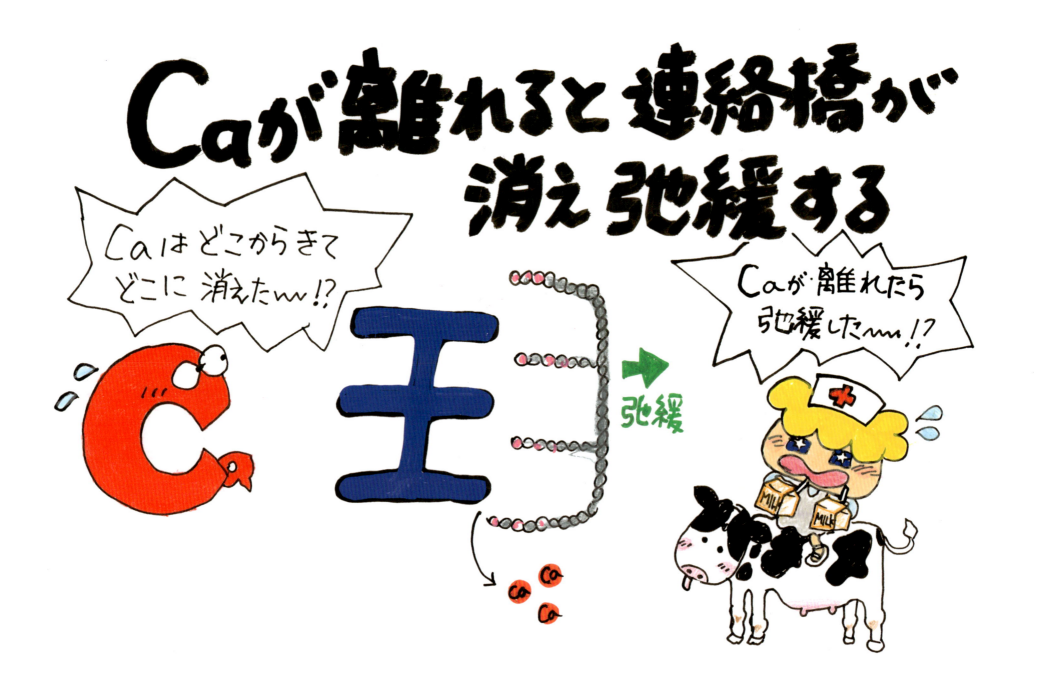

筋肉を取りまく筋小胞体から出て、筋小胞体に回収されます

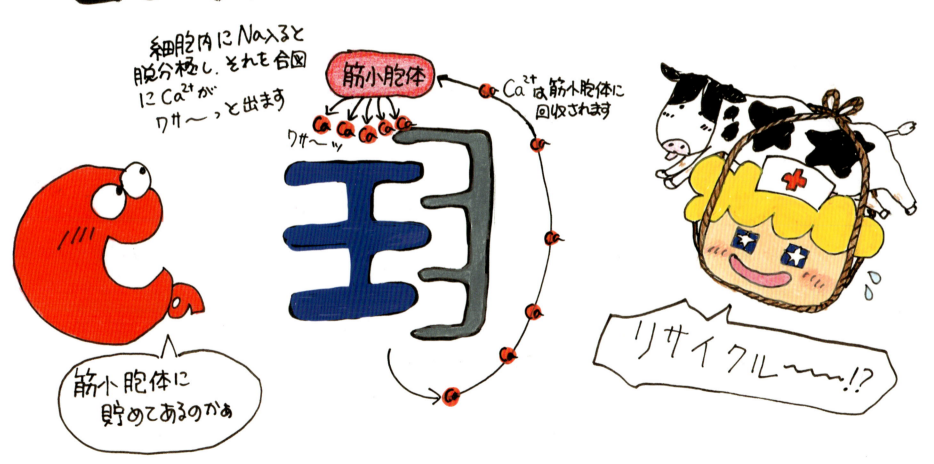

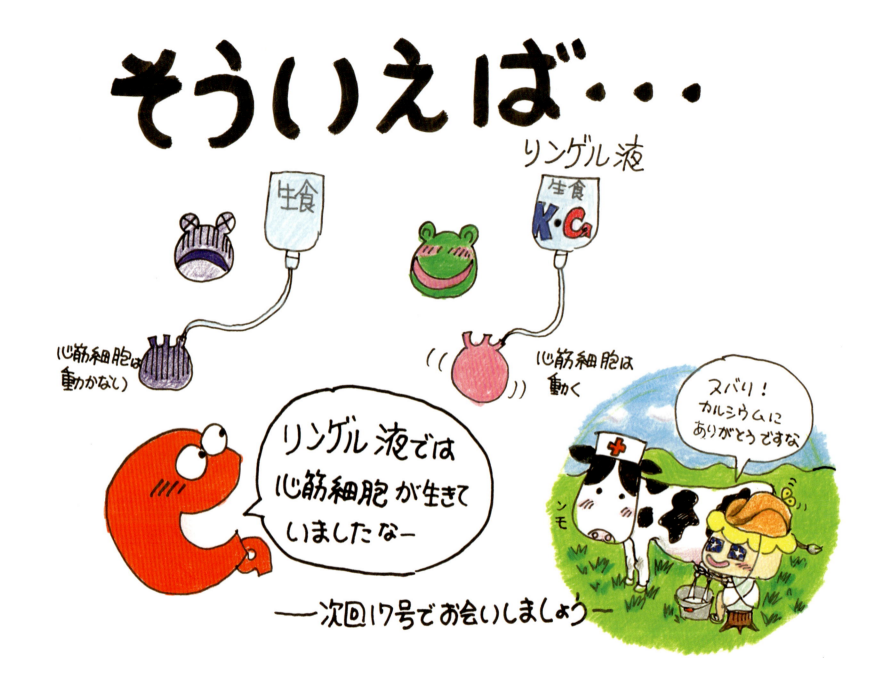

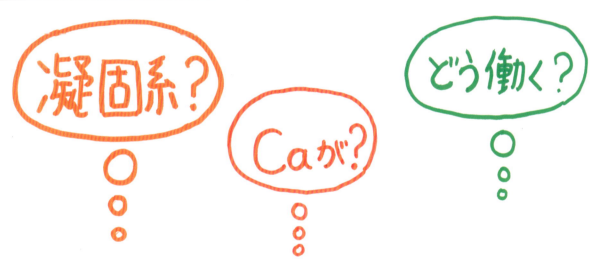

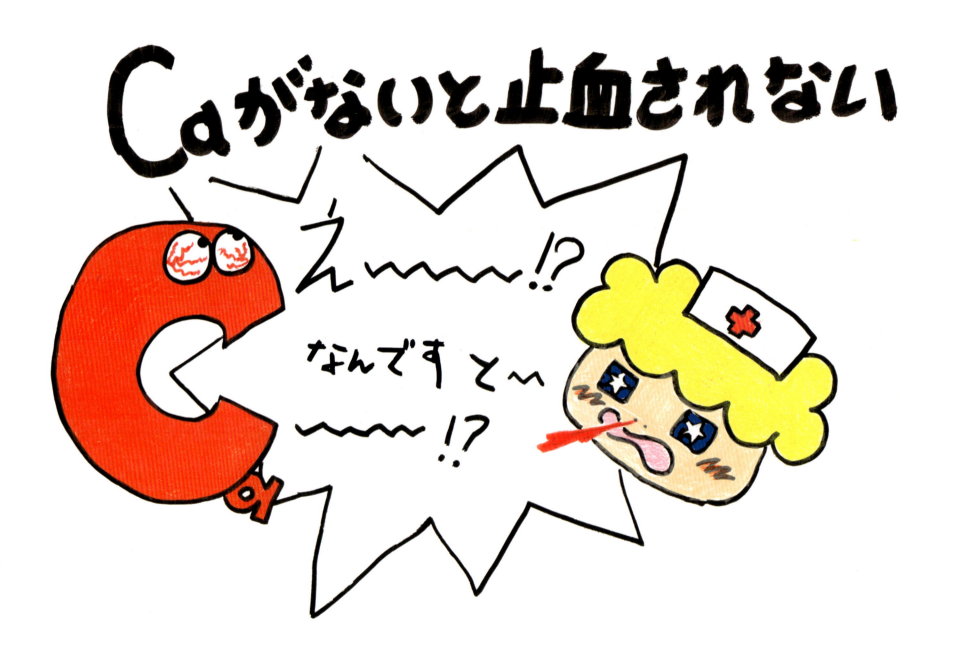

凝固系カスケード(滝)という図があります。

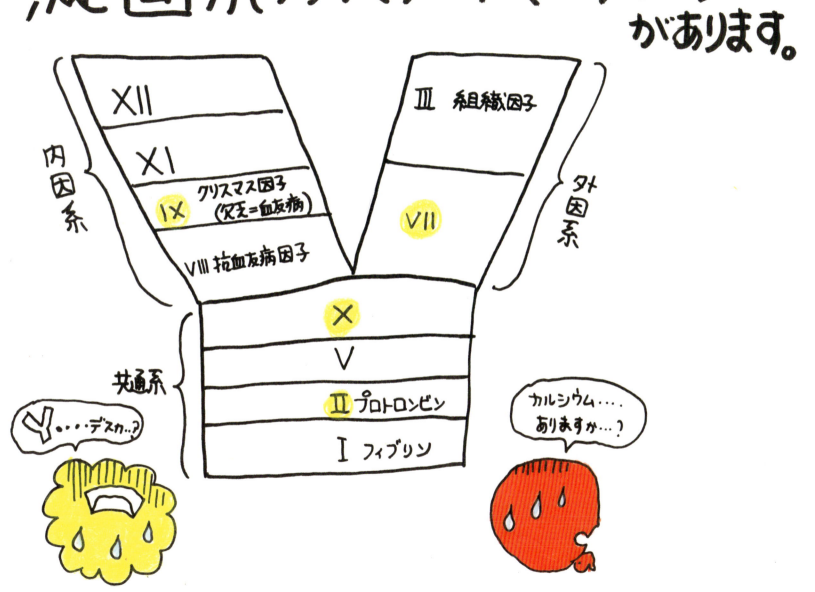

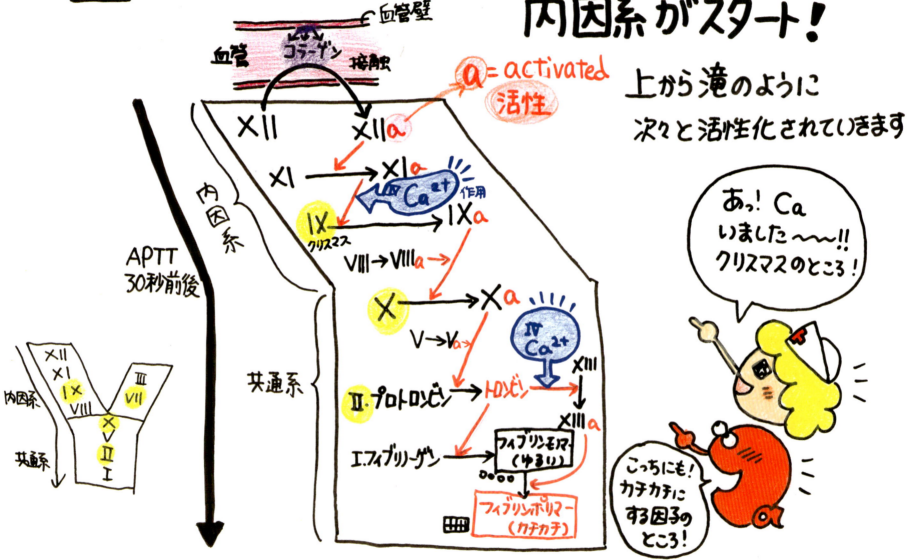

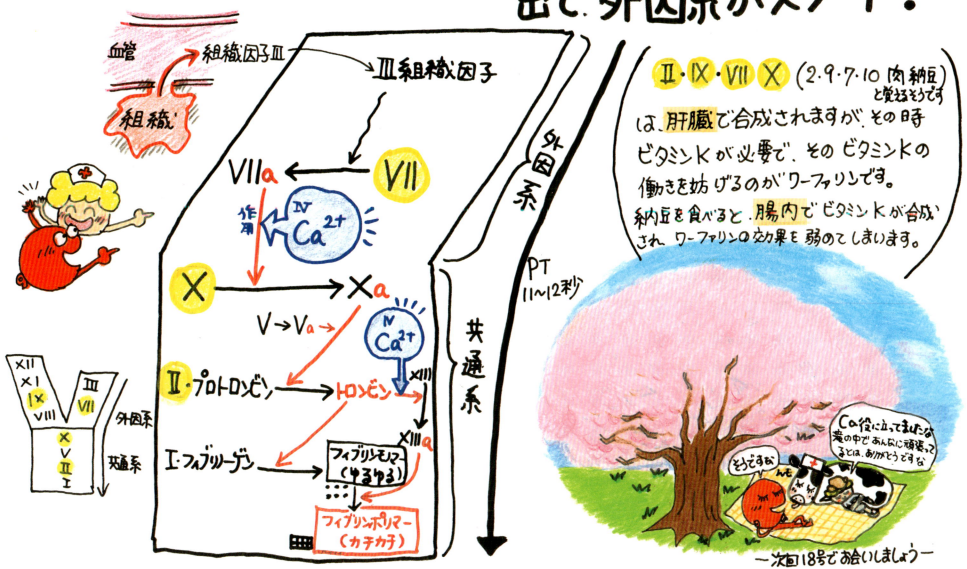

Caの神経系での働きについて

- 凝固系だけじゃない
- 神経系？
- 骨だけじゃない
- 筋細胞を動かすだけじゃない

―2021・4・11 第18号―

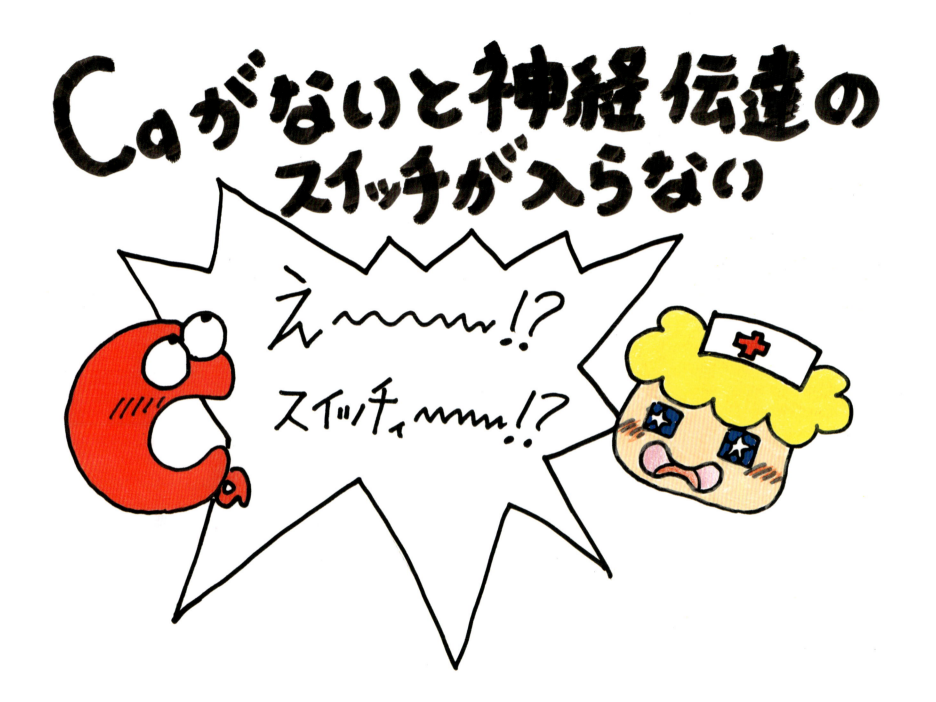

ニューロンは神経膠細胞に ケアされています。

しんけいこうさいぼう

（にかわ＝グリア＝グリア細胞とも呼ばれています）

カルシウム… どこですかー…？

いませんな ……

ニューロン

神経膠細胞で一番多いのが アストロサイトという細胞です

☆星 細胞というギリシャ語です

アストロサイト

スポンジオ

脳血管

脳血管

アストロサイトは 血管からグルコースなどの 栄養を取り込んで、ニューロンに 渡しています。

ニューロンは再生が難しい細胞なので アストロサイトが仲介することで、毒などが 直接ニューロンに入らないようになっています。

アストロサイトでCa²⁺（カルシウムイオン）濃度が上がると神経伝達のスイッチが入ります。

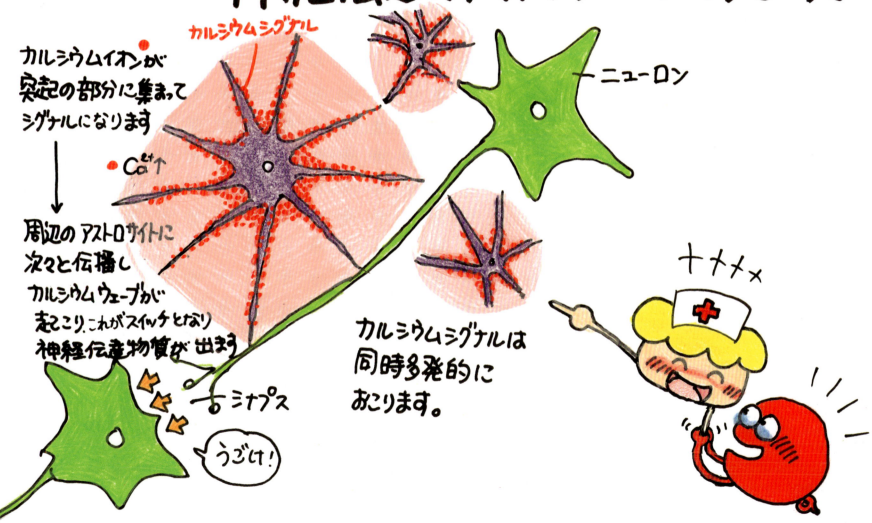

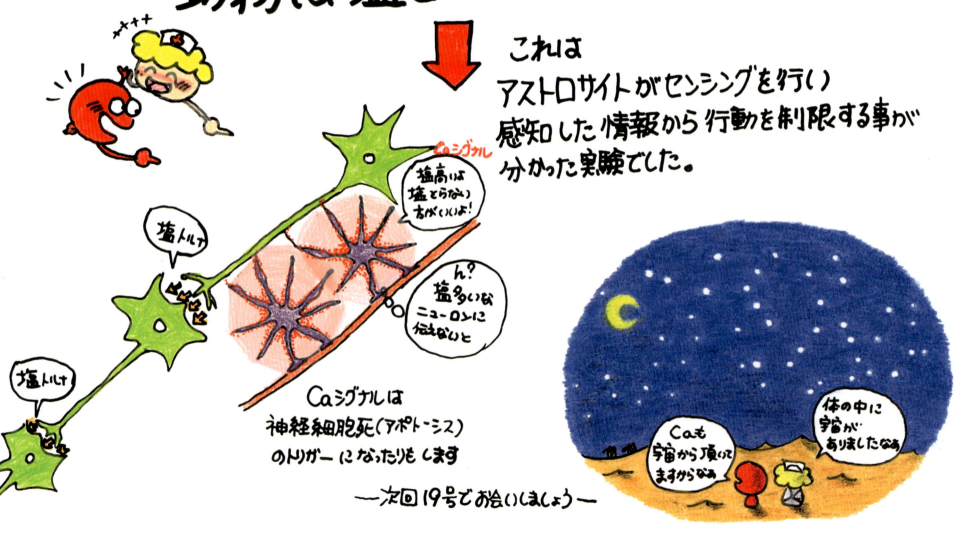

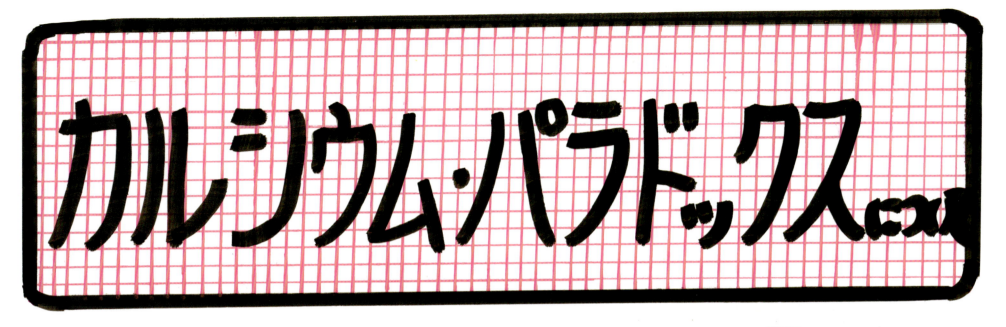

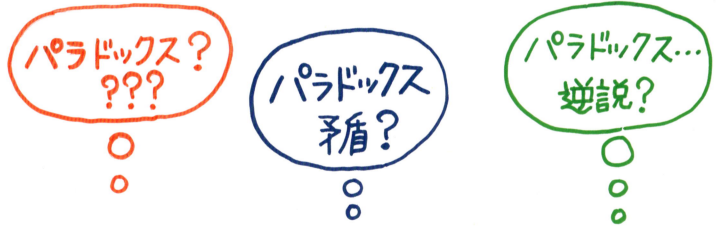

― 2021・4・18 第19号 ―

カルシウムの摂取量が不足すると血液中のカルシウムが増加する

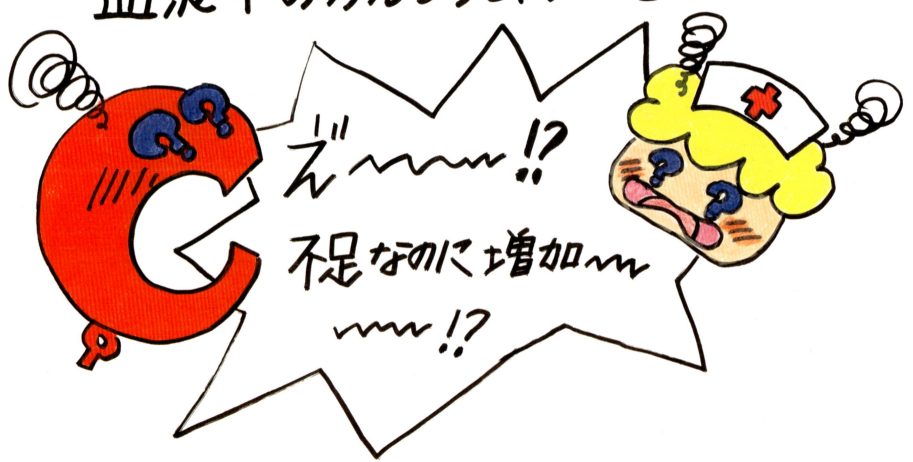

カルシウム摂取量が不足すると骨から補給されます。

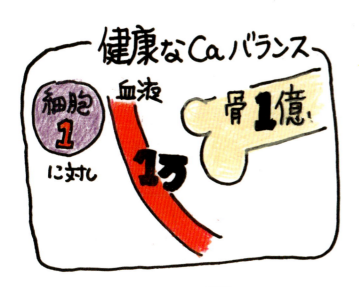

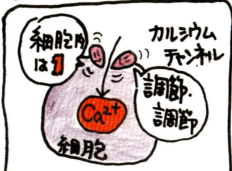

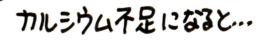

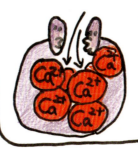

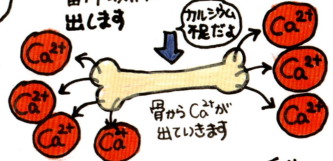

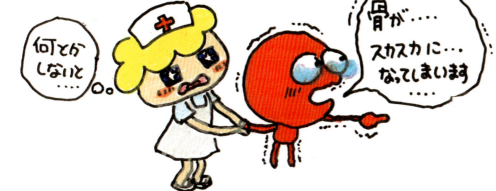

カルシウム・パラドックスになると、余分なCa^{2+}（カルシウムイオン）が、カルシウムが本来存在しないところにまで入り込み様々な病気の原因になります。

- 血管壁 → 壁を収縮 → 高血圧
- 脳細胞 → 脳細胞が傷つく → 認知症 アルツハイマー
- 腎・胆のう・膀胱・尿管 → 結石
- 軟骨 → 固くなり変形性関節症
- 免疫細胞 → がん細胞に負ける
- カルシウムが眼球に沈着 → 白内障
- インシュリンの分泌が低下 → 糖尿病
- 傷付いた血管 → コレステロール付着 → 動脈硬化

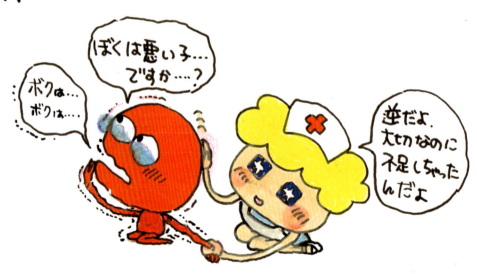

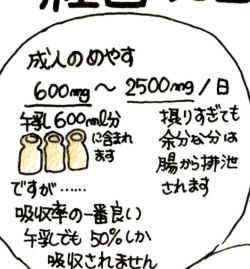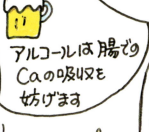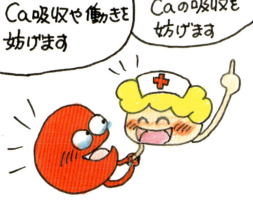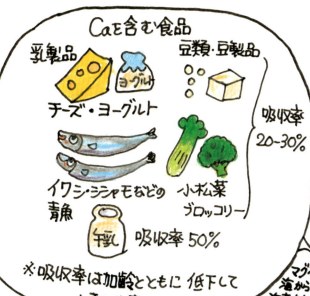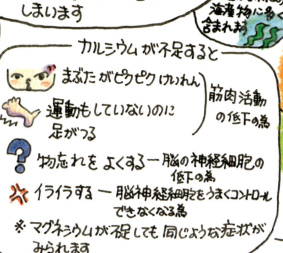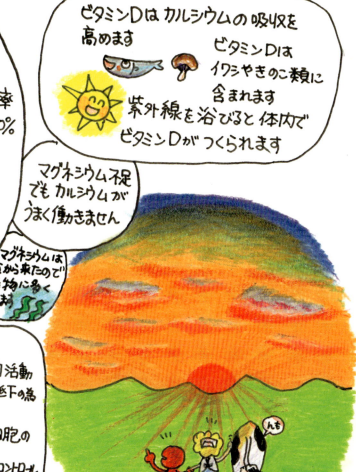

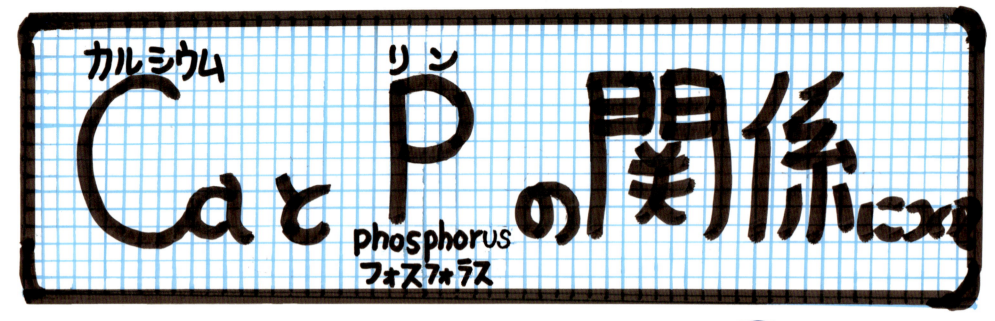
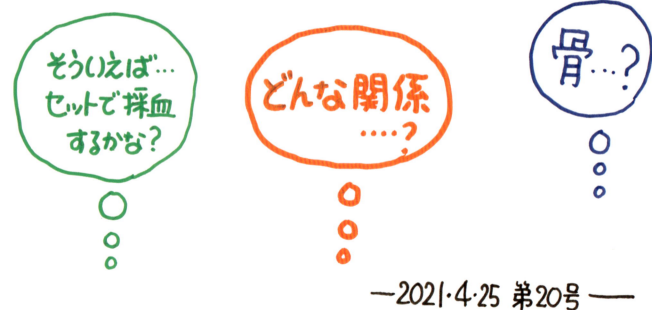

― 2021・4・25 第20号 ―

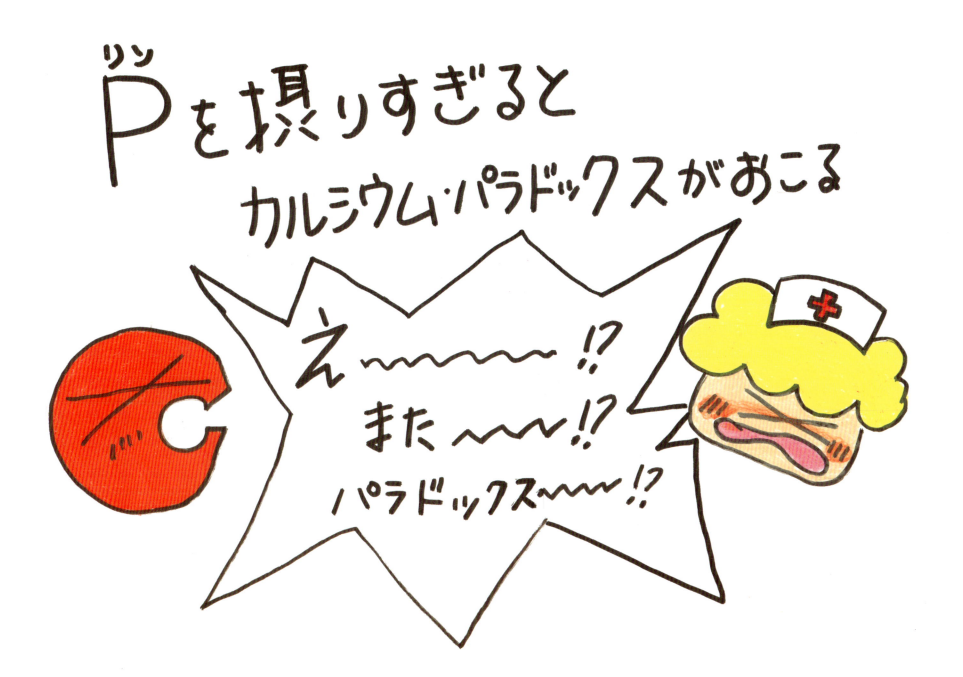

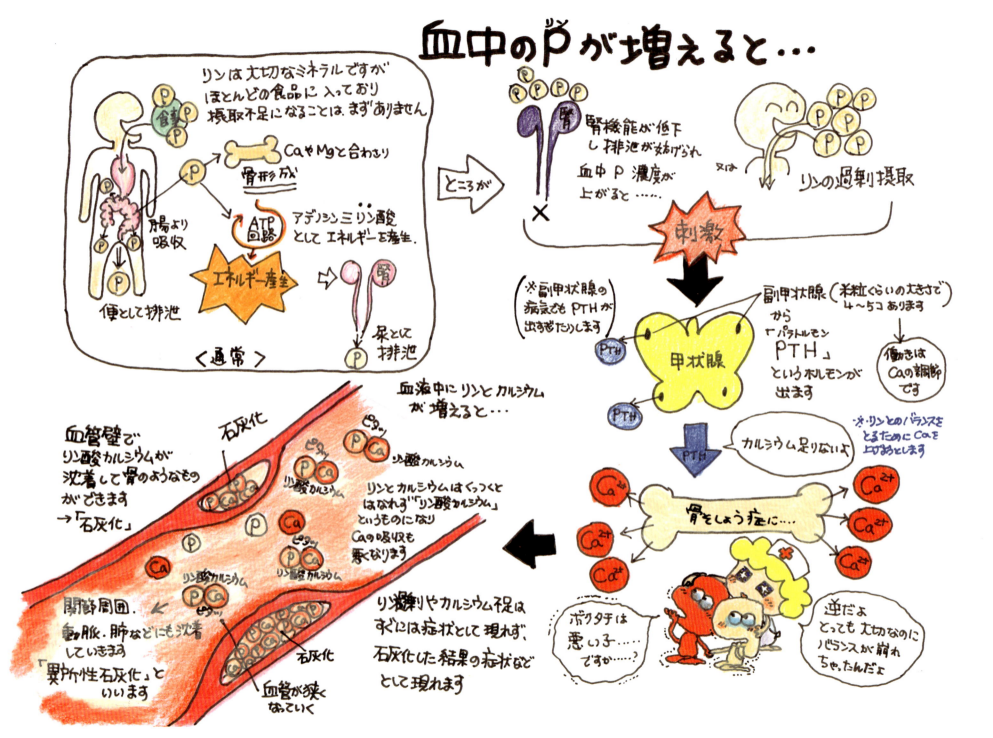

リンとCaをバランスよく摂取することが大切です。

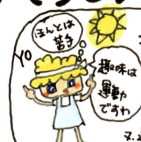

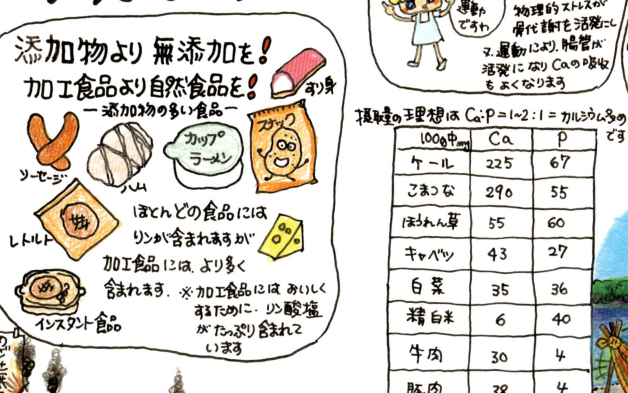

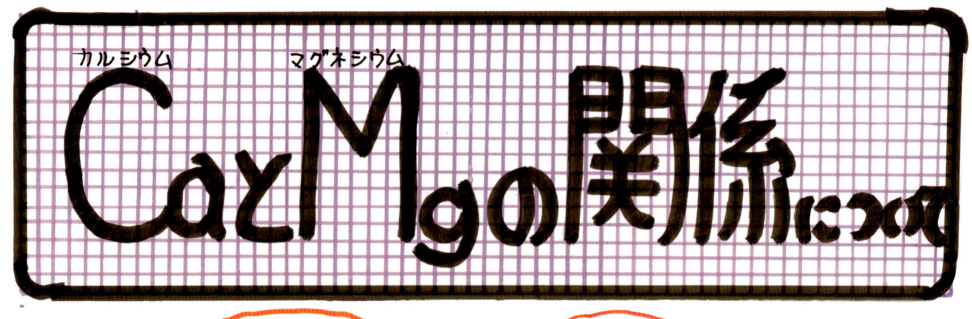
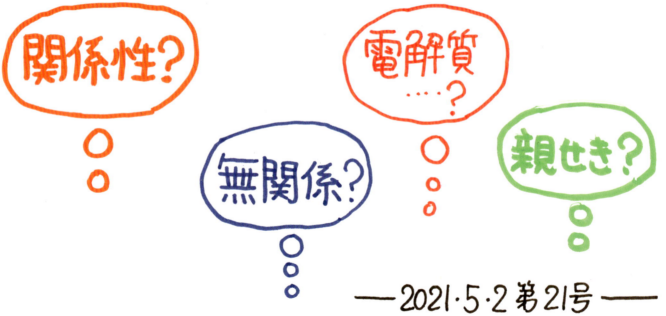
― 2021・5・2 第21号 ―

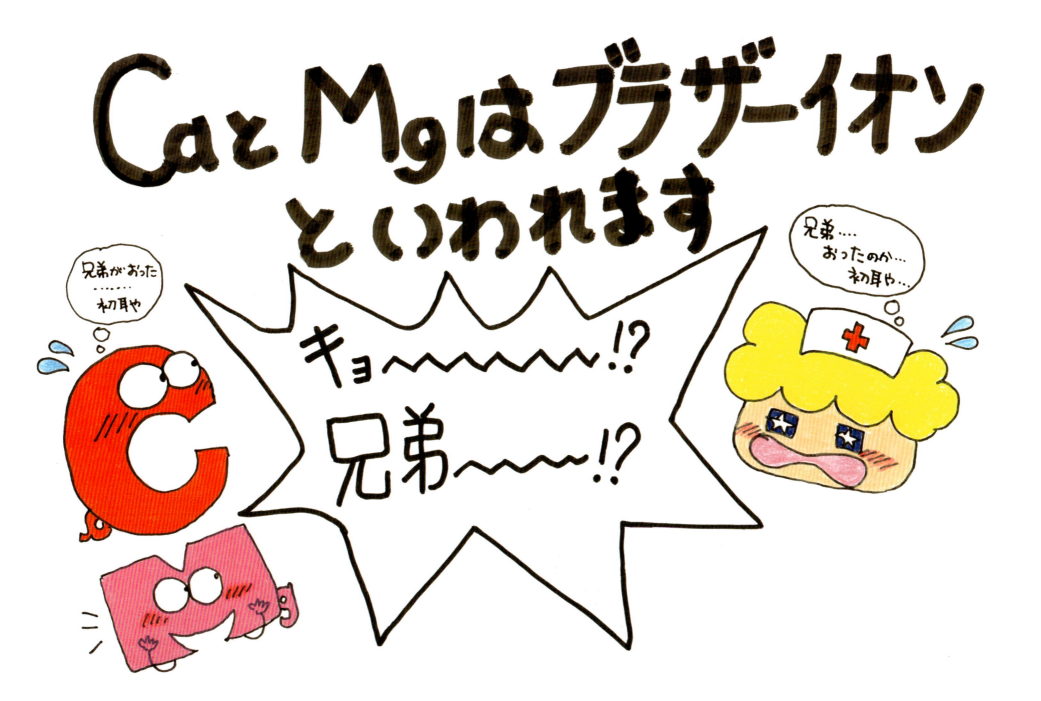

CaとMgは化学的性質が似ていて同じレセプターに結合できます

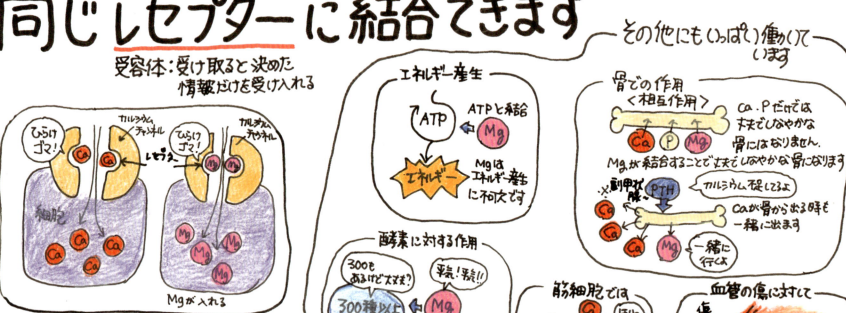
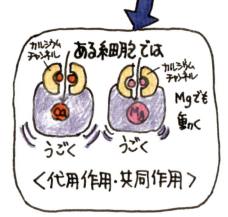
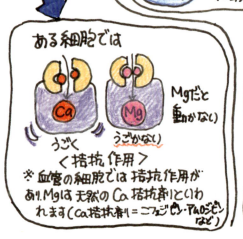
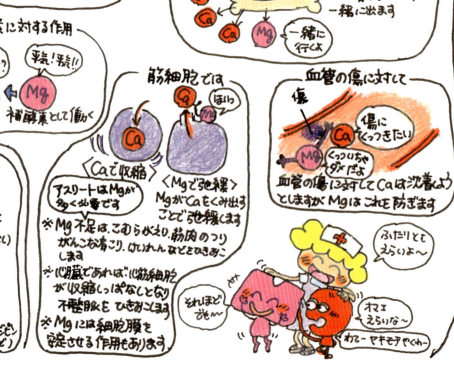

CaとMgをバランスよく摂取することが大切です。

黄金比率 Ca:Mg 2:1

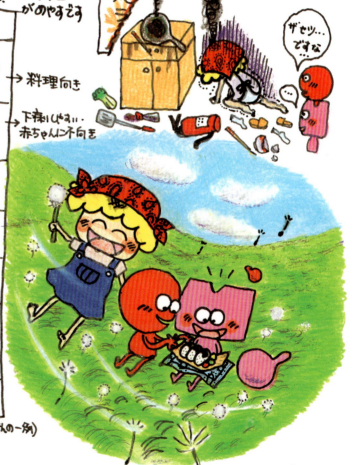

1日 Ca 600mg 以上、Mgはその半分 300mg以上がのぞましです

100g中 mg	Ca	Mg
超軟水(福島)硬度17 急な流れが育んだ	0.48	0.09	→ 料理向き
超硬水 硬度1551 (コントレックス:フランス) ゆるやかな流れが育んだ	46.8	7.4	→ 下痢しやすい… 赤ちゃん不向き
玄米	10	120
白米	6	22
ワカメ	100	9
ヒジキ	1400	567
青のり	720	1300
米こうじ	5	16

※ 干した海産物はMgがたっぷり入っています(ほんの一例)
Mgは海からやってきました
タラバガニにもMgはいっぱい

― 次回22号でお会いしましょう ―

Ca:Mgの摂取量の比率が高い程、心臓病で死ぬ確率が高いと言われます。Caが多すぎても良くありません。

DMでは Mgと亜鉛が確実に減るミネラルと分かっており、Mgと亜鉛が減るとDMの合併症をひきおこしやすくなります(※亜鉛はインシュリンの原料です)

亜鉛は 魚介、ナッツ、大豆、高野豆腐、牛肉などに含まれます

Mgの吸収はビタミンDにより促進されます

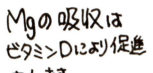

イワシ / きのこ

ビタミンDはイワシやきのこ類に多く含まれます

紫外線をあびると体内でビタミンDがつくられます

ヨロシクたのむわ / 助け合い補い合いや

CaとMgはその働きを助け合い補い合っているので、片方が不足するとうまく働いてくれません。Caもたくさん摂取したらそれに匹敵するMgも摂らなければなりません

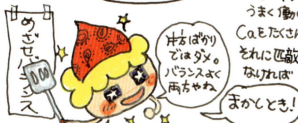

めざせバランス / 片方ばかりではダメ。バランスよく両方ね / まかしとき!

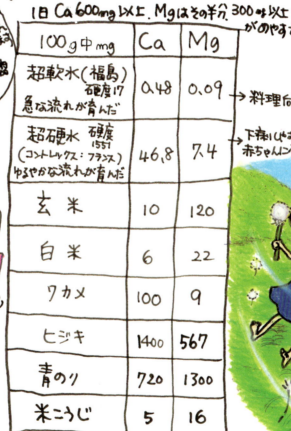

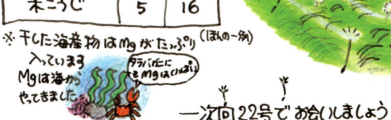

めざせバランス / ザセツ…ですな

乳酸について

Lactic acid
ラクテック　アシド

悪いもの？

アシドーシスの原因？

疲労物質…？
筋肉痛…？

―2021・5・9　第22号―

ミトコンドリアで解糖できないと
乳酸がたまります

ドヒャ〜〜〜〜〜!?

ミトコンドリア〜〜〜

〜〜〜〜〜!?

乳酸
Lactic acid

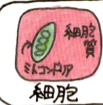
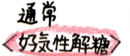
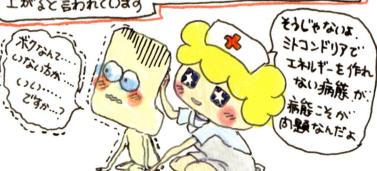

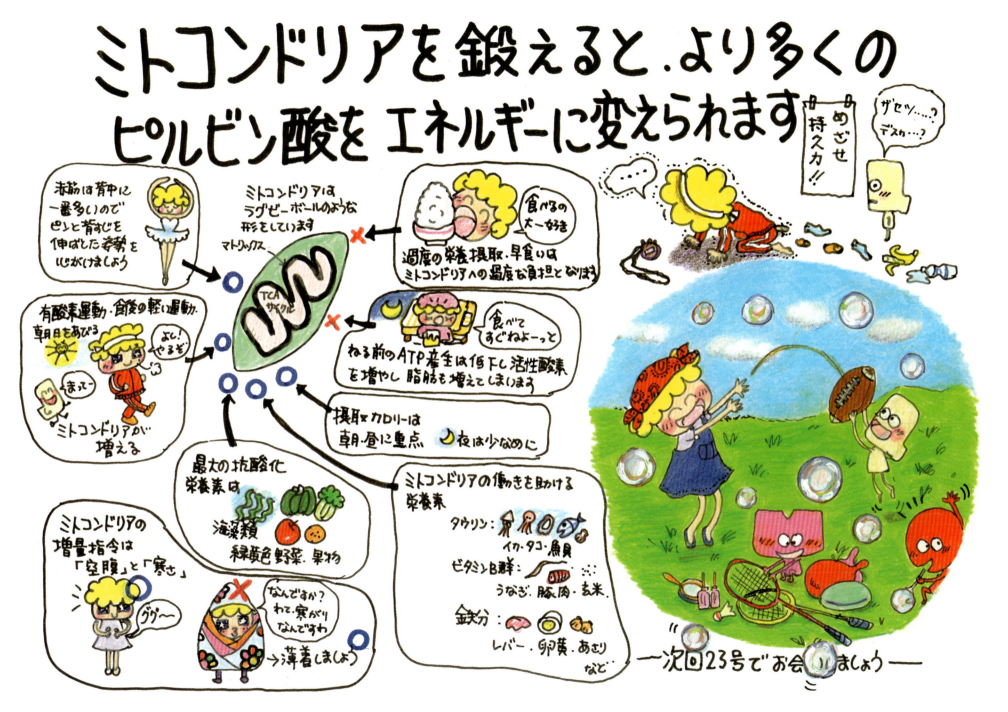

ケトン体について

- アセトン臭
- 糖尿病
- たまるとアシドーシス…?
- 体に悪いもの…?

― 2021・5・16 第23号 ―

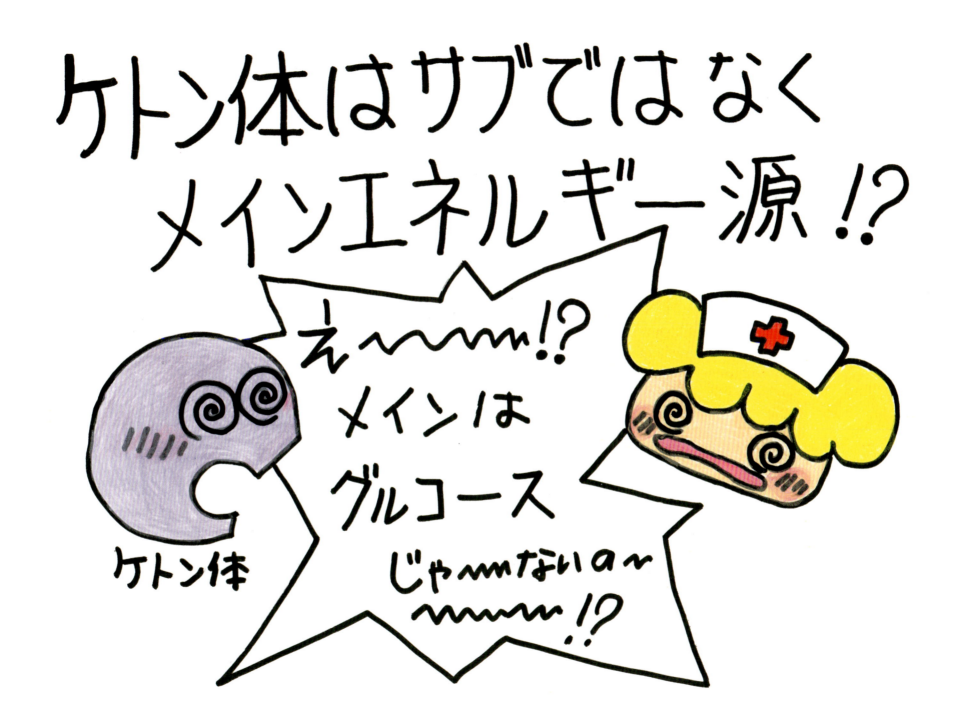

ミトコンドリアで処理しきれなかったケトン体がアシドーシスをひきおこします

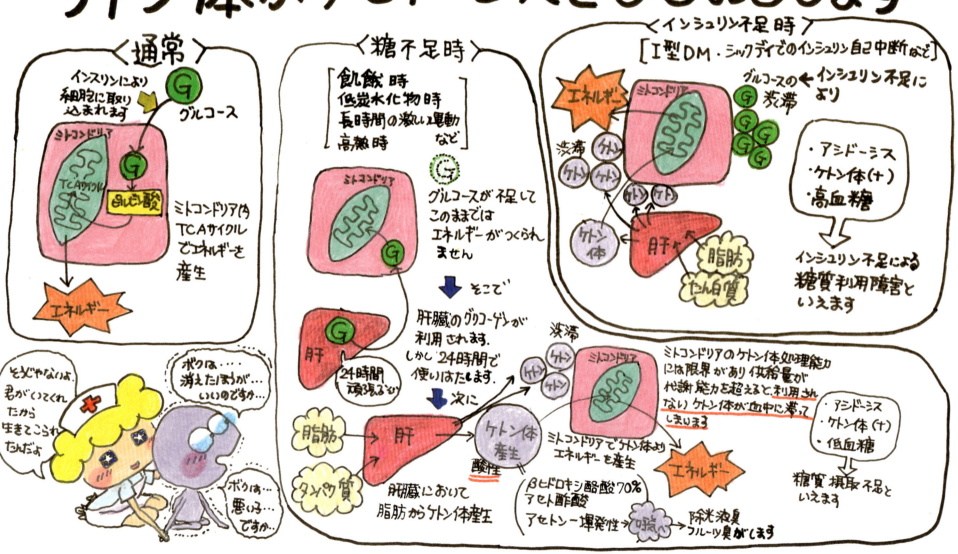

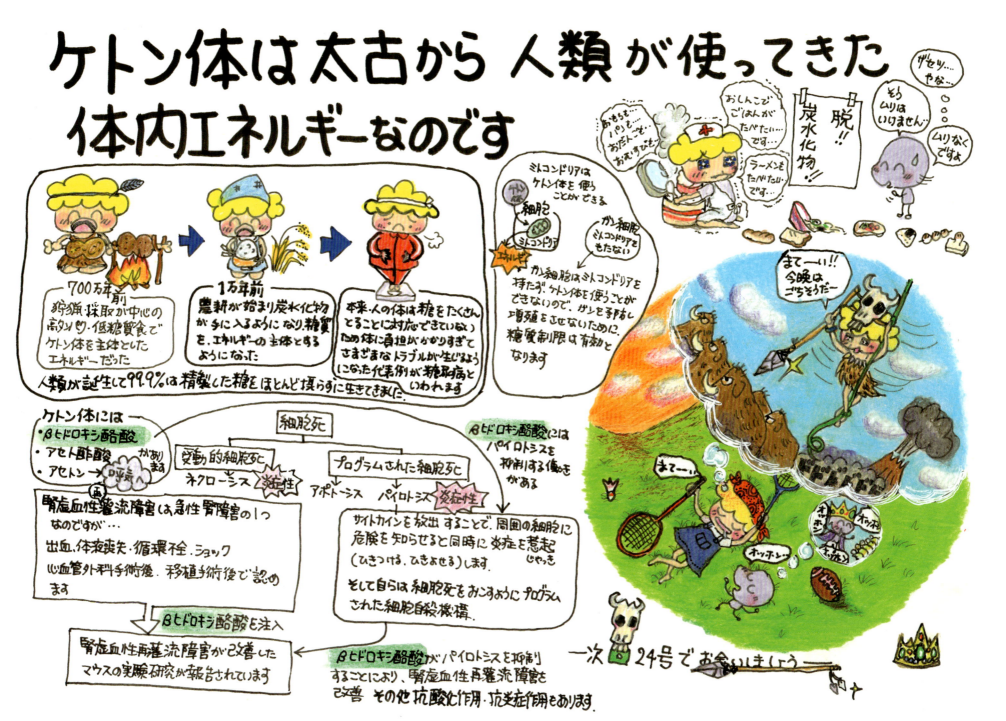

アシドーシス時の血ガスについて

- pH…
- pHの他に見るところ…?
- 症状…?

ー2021・5・23・第24号ー

もともと体は酸がたまりやすいのです。

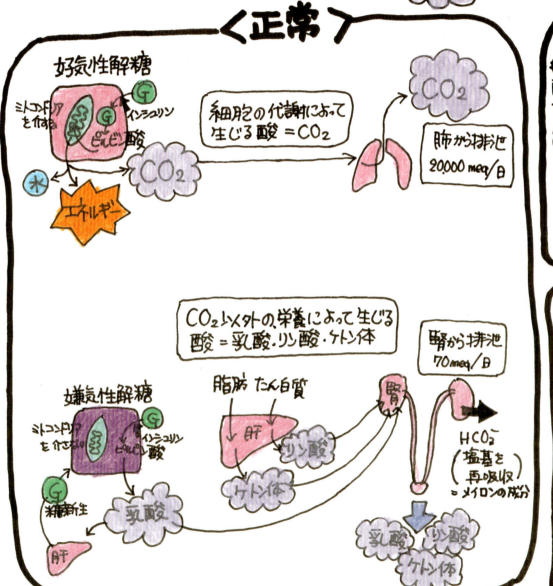

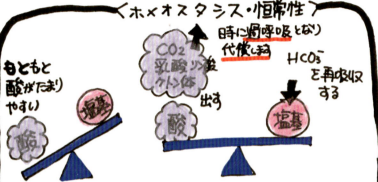

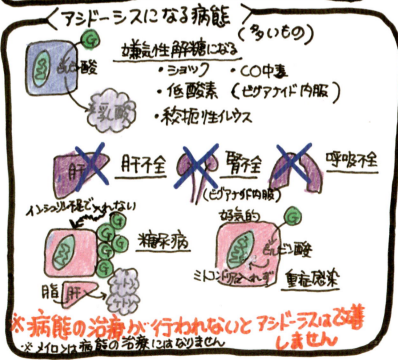

血ガス項目の意味するもの

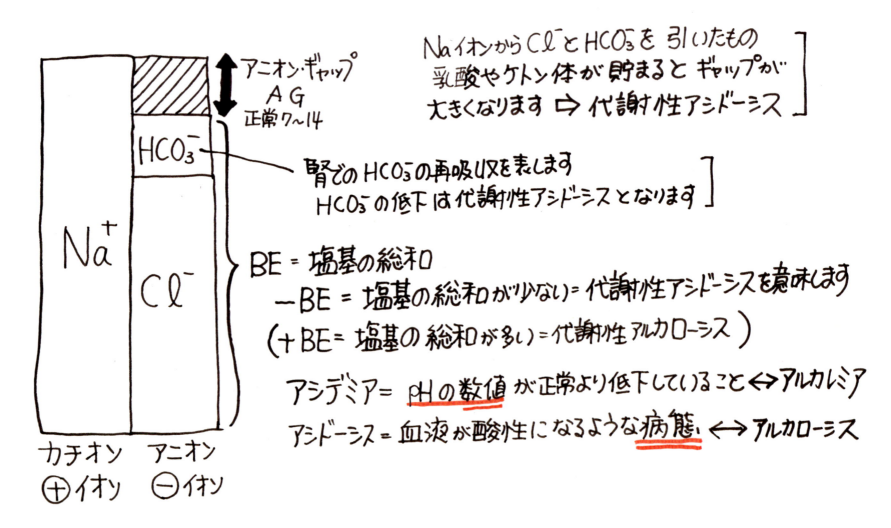

私なりに アセスメントしてみた。

※基準値は測定機器により多少異ります。 ①～番号は読んだ順番です。

表1

	基準値	入院時	挿管1時間	
時間				
pH	7.35~7.45	7.133	7.161	①アシデミアだ
pCO2	35~45	75.3	69.7	②CO2蓄積がある
pO2	69~116		220.0	⑤CO2蓄積による呼吸性アシドーシスだろうか?
Oxi				
tHb g/dl	13.6~18.3	8.6	8.3	
sO2 %	95	97.9	99.0	
O2Hb		95.1	96.8	
COHb		1.5	1.3	
MetHb		1.4	0.9	
HHb		2.0	1.0	
電解質				
Na+ mmol/l	135~147	134.0	134.0	
K+ mmol/l	3.5~5	1.70	1.70	－なぜ?
Cl- mmol/l	98~108	104	104	
Ca2+ mmol/l	1.15~1.29	2.36	2.39	－なぜ?
Hct %	40.4~51.9	26.6	25.9	－なぜ?
HCO3-(P)	20~26	24.2	23.9	③腎でのHCO3の再吸収はできている
SBC mmol/l	20~26	20.2	20.5	
ABE mmol/l	-3~3	-5.1	-4.7	④ Anion-Gapの開大はないので代謝性アシドーシスは否定的なのかも。
SBE mmol/l	-3~3	-3.9	-3.7	
tCO2(P) mmol/l	24~30	26.5	26.0	
Anion-Gap mmol/l	7~14	6.1	6.1	
pO2(A-a) mmHg	~20以	.....	...	
Glu mg/dL	60~100	154	157	
Lac mg/dL	4.5~14.4	4	4	

表2

	基準値	入院時	6時間後	
時間				
pH	7.35~7.45	7.493	7.493	①アルカレミアだ
pCO2	35~45	22.7	19.1	②pCO2は低下している
pO2	69~116	200.8	128.0	⑦代謝性アシドーシスを戻そうと呼吸性代償している
tHb g/dl	11.2~15.2	18.6	17.6	③著明な脱水がある。
sO2 %	95	98.4	97.6	
O2Hb		96.5	95.5	⑧pHはアルカレミアだが著明なアシドーシスがあり、危険な状態である。
COHb		0.4	0.7	
MetHb		1.5	1.5	
HHb		1.6	2.3	
電解質				
Na+ mmol/l	135~147	170.0	161.0	
K+ mmol/l	3.5~5	2.80	3.30	
Cl- mmol/l	98~108	126	120	
Ca2+ mmol/l	1.15~1.29	1.05	1.01	
Hct %	34.3~45.2	56.9	53.7	
HCO3-(P)	20~26	17.2	14.5	④腎機能が低下している
SBC mmol/l	20~26	21.8	19.8	
ABE mmol/l	-3~3	-3.2	-5.7	⑤Anion-Gap開大があり、-BE。代謝性アシドーシス状態。
SBE mmol/l	-3~3	-5.5	-8.3	
tCO2(P) mmol/l	24~30	17.9	15.1	
Anion-Gap mmol/l	7~14	26.2	26.1	
pO2(A-a) mmHg	~20以	.....	...	
Glu mg/dL	60~100	283	342	⑥乳酸値も上昇しており嫌気性解糖となっている
Lac mg/dL	4.5~14.4	46	60	

表3

	基準値	入院時	
時間			
pH	7.35~7.45	7.346	①pHはほぼ正常
pCO2	35~45	12.8	②pCO2は低下している
pO2	69~116	100.5	⑧高血糖、脱水による代謝性アシドーシスを呼吸性代償している状態。
Oxi			
tHb g/dl	11.2~15.2	12.2	
sO2 %	95	96.0	⑨pHが正常でも著明なアシドーシスの病態があり非常に危険な状態。
O2Hb		93.2	
COHb		1.0	
MetHb		1.9	
HHb		3.9	
電解質			
Na+ mmol/l	135~147	182.0	③著明な脱水がある
K+ mmol/l	3.5~5	3.30	
Cl- mmol/l	98~108	151	
Ca2+ mmol/l	1.15~1.29	1.06	
Hct %	34.3~45.2	37.5	
HCO3-(P)	20~26	6.8	④腎機能が著しく低下している
SBC mmol/l	20~26	11.7	
ABE mmol/l	-3~3	-17.3	⑤Anion-Gapの開大著明。-BE著明。代謝性アシドーシス状態、
SBE mmol/l	-3~3	-18.4	
tCO2(P) mmol/l	24~30	7.2	
Anion-Gap mmol/l	7~14	24.5	
pO2(A-a) mmHg	~20以	30.6	⑥高血糖著明
Glu mg/dL	60~100	512	
Lac mg/dL	4.5~14.5	72	⑦乳酸値が上昇している

糖が細胞に入れず高血糖になって嫌気性解糖で乳酸が上昇しているのか。

正解は分からないけど アセスメントしてみた。

※測定項目は機械により多少異ります。　　①~番号は読んだ順番です。

左の表

時間	基準値	入院時	10時間後	
pH	7.35~7.45	7.457	7.406	①アルカレミア
pCO_2	35~45	22.8	28.7	②pCO_2は低下
pO_2	69~116	59.7	82.6	
Oxi				
tHb g/dl	11.2~15.2	11.5	10.9	
sO_2 %	95	91.6	94.5	
O_2Hb		88.7	93.0	
COHb		1.6	0.4	
MetHb		1.6	1.2	
HHb		8.1	5.4	
電解質				
Na^+ mmol/l	135~147	143.0	139.0	
K^+ mmol/l	3.5~5	2.90	3.60	
Cl^- mmol/l	98~108	113	110	
$Ca2^+$ mmol/l	1.15~1.29	1.16	1.07	
Hct %	34.3~45.2	35.5	33.5	
HCO_3^- (P)	20~26	15.9	17.7	
SBC mmol/l	20~26	19.3	19.8	
ABE mmol/l	-3~3	-6.2	-5.5	
SBE mmol/l	-3~3	-7.3	-6.1	
tCO_2 (P) mmol/l	24~30	16.6	18.6	
Anion-Gap mmol/l	7~14	13.7	11.7	
pO_2(A-a) mmHg	~20位	58.6	27.9	
Glu mg/dL	60~100	127	77	
Lac mg/dL	4.5~14.5	60	26	

⑦一時的に腎血流が低下してアシドーシスぎみとなったのか..? 呼吸性代償や腎血流の改善により、アシドーシスが改善したのかもしれない。

③腎機能が少し低下したが、改善している Anion-Gap開大なし。-BE少し。

④なぜ？血流低下とかがあった？

⑤乳酸値は改善している

⑥乳酸値上昇後は 血糖が下がっている

右の表

時間	基準値	入院時	3時間後	4時間後	9時間後	
pH	7.35~7.45	7.017	7.310	7.289	7.391	①アシデミア
pCO_2	35~45	16.5	17.4	16.4	17.2	②pCO_2は低下
pO_2	69~116	115.8	130.0	130.9	173.9	⑧代謝性アシドーシスを戻すための呼吸性代償の状態.
Oxi						
tHb g/dl	11.2~15.2	7.2	6.6	7.2	8.4	③貧血がある。出血はなし。
sO_2 %	95	94.4	98.0	98.2	99.0	
O_2Hb		93.2	94.3	96.5	97.4	⑨急性腎不全による代謝性アシドーシス 乳酸アシドーシスの病態なのだろうか、あるいは、慢性腎不全の急性増悪…?
COHb		0.7	2.2	0.8	0.8	
MetHb		0.6	1.6	0.9	0.8	
HHb		5.5	1.9	1.8	1.0	
電解質						
Na^+ mmol/l	135~147	140.0	145.0	144.0	147.0	
K^+ mmol/l	3.5~5	5.40	4.07	4.00	3.90	
Cl^- mmol/l	98~108	103	108	108	108	
$Ca2^+$ mmol/l	1.15~1.29	1.08	1.04	1.00	1.00	
Hct %	34.3~45.2	22.5	20.8	22.4	26.1	なぜ?
HCO_3^- (P)	20~26	4.0	8.5	7.6	10.2	④著明な腎機能低下がある
SBC mmol/l	20~26	6.2	11.5	10.8	14.0	
ABE mmol/l	-3~3	-25.3	-16.6	-17.8	-13.4	⑤Anion-Gap開大あり。-BE著明あり 腎機能低下による代謝性アシドーシスか！
SBE mmol/l	-3~3	-25.0	-16.9	-18.1	-14.0	
tCO_2(P) mmol/l	24~30	4.5	9.0	8.1	10.7	
Anion-Gap mmol/l	7~14	32.7	27.6	28.7	28.7	
Glu mg/dL	60~100	101		99	50	⑥乳酸値上昇後の低血糖あり
Lac mg/dL	4.5~14.5	182		151	159	⑦乳酸値上昇.

まだまだ！できないなりに アセスメント してみた。

①～番号は 読んだ順です。

時間	基準値	入院時	v60 2時間後	17時間後	39時間後	45時間後	
pH	7.35~7.45	6.974	7.010	7.223	7.190	7.410	① アシデミア
pCO2	35~45	190.5	170.6	98.3	125.6	70.0	② 高pCO2→換気されていない
pO2	69~116	190.4	98.6	63.4	174.0	181.0	③ 酸素化はできている
tHb g/dl	11.2~15.2	14.4	14.4	14.2	14.4	12.2	
sO2 %	95	97.5	93.3	91.2	98.8	100.0	⑥ CO2の蓄積による 呼吸性アシドーシス の状態。
O2Hb		93.7	89.7	87.8	96.1	97.9	腎性代償あり
COHb		2.6	2.6	2.4	1.3	0.4	
MetHb		1.3	1.3	1.3	1.4	2.3	
HHb		2.4	6.4	8.5	1.2	0.0	
電解質							
Na+ mmol/l	135~147	142.0	142.0	141.0	142.0	140.0	
K+ mmol/l	3.5~5	3.70	4.00	4.40	4.30	4.11	
Cl- mmol/l	98~108	97	96	99	95	84	
Ca2+ mmol/l	1.15~1.29	1.29	1.31	1.07	1.11	0.82	
Hct %	34.3~45.2	44.2	44.2	43.5	44.1	37.7	
HCO3- (P)	20~26	42.1	41.0	39.1	46.1	43.7	④ HCO3- 上昇 → 腎性代償している
SBC mmol/l	20~26	25.8	26.1	31.0	35.8	40.1	+BE、Anion-Gap
ABE mmol/l	-3~3	1.6	2.0	7.4	12.0	16.0	小さいのも
SBE mmol/l	-3~3	10.2	9.8	11.4	17.5	17.9	代償作用
tCO2(P) mmol/l	24~30	47.9	46.2	42.1	50.0	45.9	
Anion-Gap mmol/l	7~14	2.4	5.6	2.9	1.0	12.7	
pO2(A-a) mmol/l	~20以下	....	....	....	....	....	
Glu mg/dl	60~100	185	210	136	169		
Lac mg/dl	4.5~14.5	5	5	7	6		⑤ 乳酸アシドーシス ではない

時間	基準値	入院時	3時間後	5時間後	7時間後	8時間後	
pH	7.35~7.45	7.091	7.172	7.230	7.230	7.200	① アシデミア
pCO2	35~45	13.4	23.3	39.2	41.3	48.6	② 呼吸性代償 あり
pO2	69~116	160.0	133.3	140.0	116.0	435.0	
tHb g/dl	13.6~18.3	19.2	18.4	16.0	11.7	15.6	⑥ 糖尿病性 ケトアシドーシス か？
sO2 %	95	98.5	98.5	98.8	98.6	99.7	
O2Hb		95.9	96.3	96.3	96.4	97.9	
COHb		1.7	1.5	1.3	1.4	1.1	
MetHb		0.9	0.7	0.7	0.8	0.8	
HHb		1.5	1.5	1.1	1.4	0.3	
電解質							
Na+ mmol/l	135~147	156.0	159.0	162.0	168	172	③ 脱水あり
K+ mmol/l	3.5~5	4.10	3.60	3.76	3.29	3.34	
Cl- mmol/l	98~108	116	124	122	126	123	
Ca2+ mmol/l	1.15~1.29	1.35	1.29	1.21	1.35	1.24	
Hct %	40.4~51.9	58.6	56.3	51.7	36.2	47.9	
HCO3-(P)	20~26	3.9	8.2	15.9	16.5	18.4	④ 腎機能低下 あり
SBC mmol/l	20~26	8.1	11.2	16.1	16.4	17.0	Anion-Gap 開大あり
ABE mmol/l	-3~3	-27.3	-19.6	-11.0	-10.3	-9.6	-BE 著明
SBE mmol/l	-3~3	-24.5	-18.7	-10.2	-9.7	-8.2	代謝性
tCO2(P) mmol/l	24~30	4.3	8.9	17.1	17.7	19.9	アシドーシス
Anion-Gap mmol/l	7~14	35.8	27.0	24.9	24.9	30.0	
pO2(A-a) mmol/l	~20以下	....					
Glu mg/dL	60~100	1000以上					⑤ 血糖1000以上
Lac mg/dL	4.5~14.4	36	34				

何か気付けるように アセスメントしてみた。

①～番号は読んだ順です

時間	基準値	入院時	3時間後	6時間後	
pH	7.35～7.45	7.233	7.217	7.271	① アシデミア
pCO2	35～45	15.6	16.7	15.3	② pCO2の低下あり 呼吸性代償している
pO2	69～116	135.3	141.1	115.9	
tHb g/dl	11.2～15.2	8.4	8.0	7.6	③ 貧血がある
sO2 %	95	97.5	97.6	98.2	
O2Hb		94.6	94.9	95.2	
COHb		1.6	1.4	1.6	
MetHb		1.4	1.4	1.5	⑧ 急性腎不全による 乳酸アシドーシスか。
HHb		2.4	2.3	1.7	
電解質					
Na+ mmol/l	135～147	142.0	146.0	147.0	
K+ mmol/l	3.5～5	4.40	4.70	4.30	
Cl- mmol/l	98～108	117	117	114	
Ca2+ mmol/l	1.15～1.29	1.14	1.09	0.99	
Hct %	34.3～45.2	26.0	25.0	23.7	
HCO3-(P)	20～26	6.3	6.5	6.8	④ 著明な腎機能低下がある
SBC mmol/l	20～26	9.6	9.6	10.2	⑤ Anion-Gapの開大が大きい -BEが著明 代謝性アシドーシス状態。
ABE mmol/l	-3～3	-19.9	-19.9	-18.9	
SBE mmol/l	-3～3	-20.1	-20.1	-19.1	
tCO2(P) mmol/l	24～30	6.8	7.0	7.3	
Anion-Gap mmol/l	7～14	18.5	22.8	26.3	
pO2(A-a) mmHg	～20イカ	・・・		11.8	
Glu mg/dL	60～100	138	26	163	⑥ 血糖が26mg/dLまで低下している
Lac mg/dL	4.5～14.5	96	148	182	⑦ 乳酸値の著明な上昇がある

アセスメントしていて気付いたこと

- pHが正常やアルカレミアでも、代償作用によるものであり、アシドーシスの病態は存在する。pHだけで判断してはいけない。
- 乳酸アシドーシス時は、低血糖がおこる
- 糖尿病や腎臓病をもつ人は、代謝性アシドーシスに注意する
- アシドーシスの改善は困難。
- 血ガスは一部分を見るのではなく全体を見て病態を読み解く必要がある

―― 血ガスは私に何を伝えようとしているのか ――

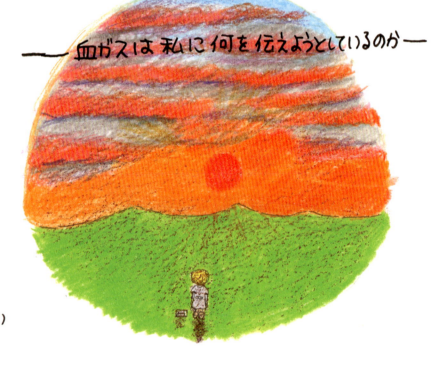

―― 次回25号で元気にお会いしましょうね！――

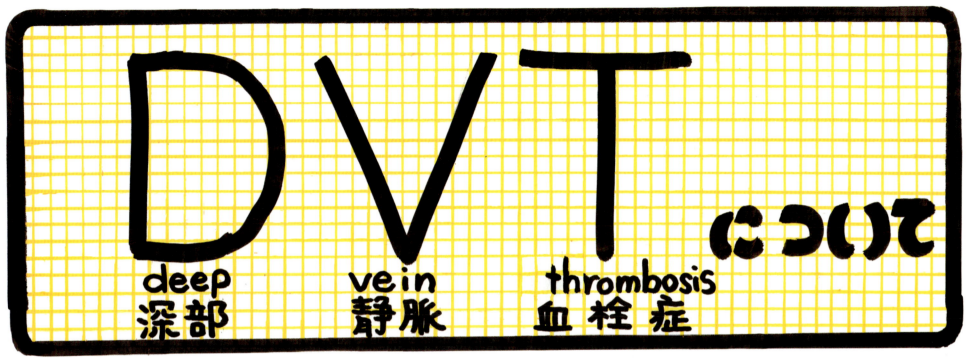
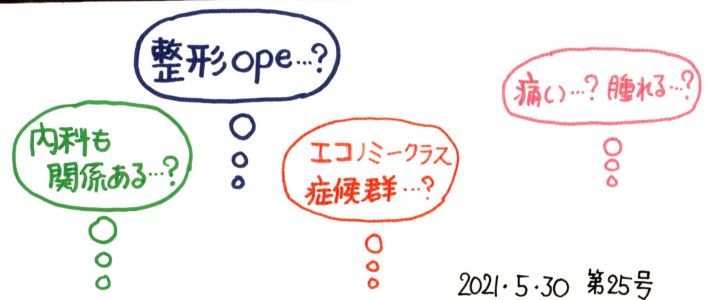

2021・5・30 第25号

DVTは死に直結してしまう

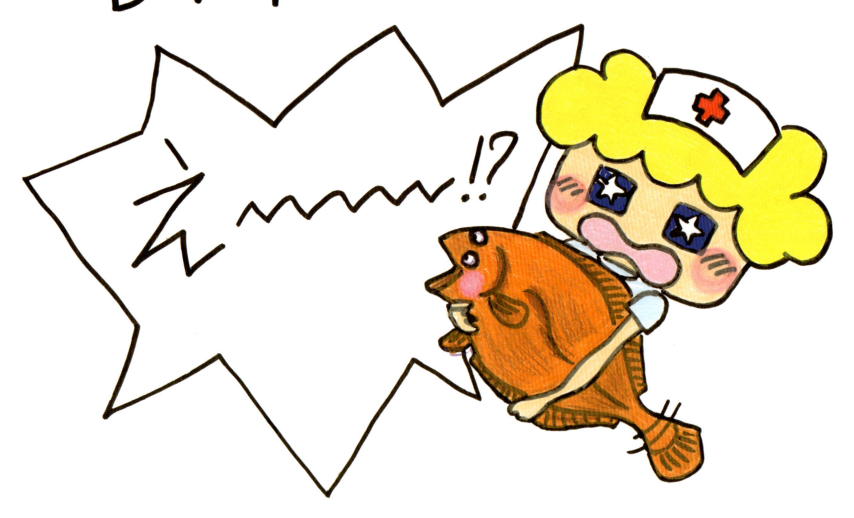

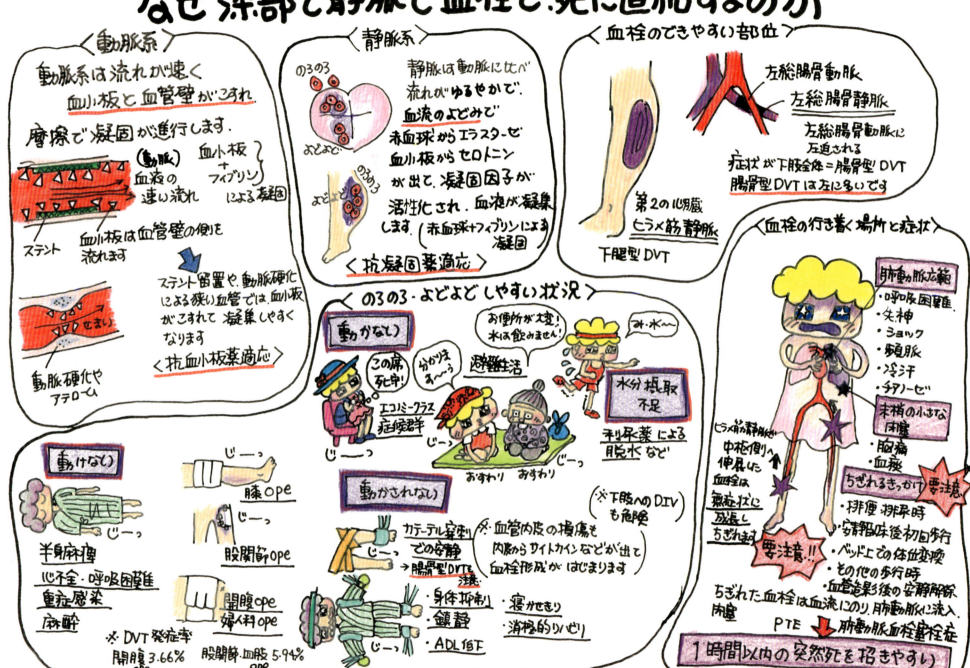

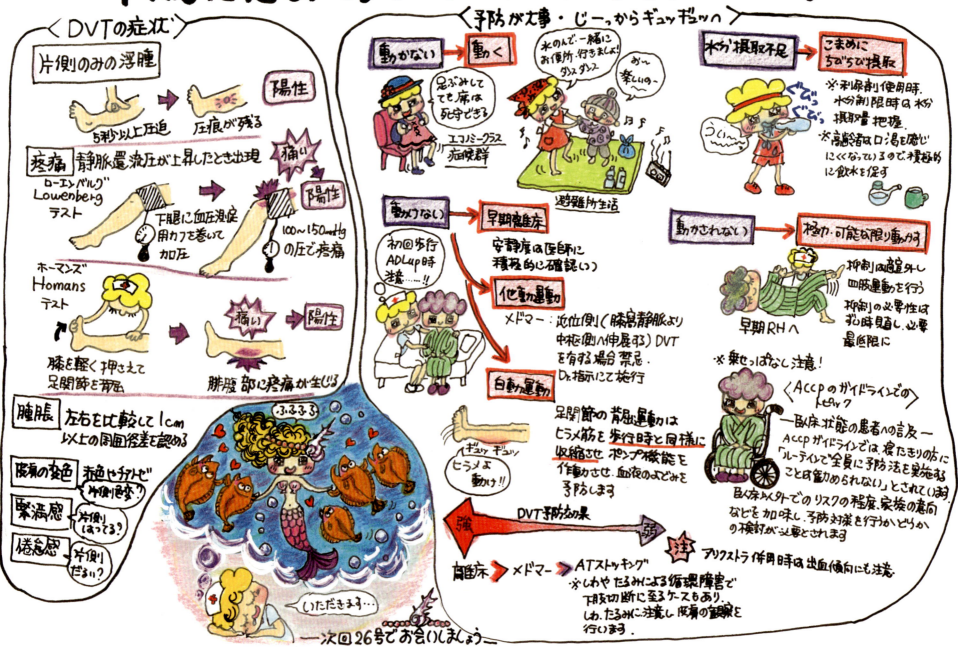

ABCDEアプローチについて
－総論－

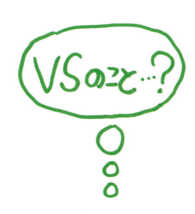
VSのこと…?

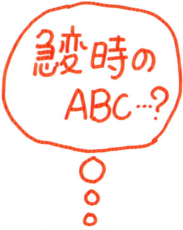
急変時のABC…?

―2021・6・12 第26号―

ABCDEアプローチは生命維持機構の破綻に気付き即時介入するプロセスです。

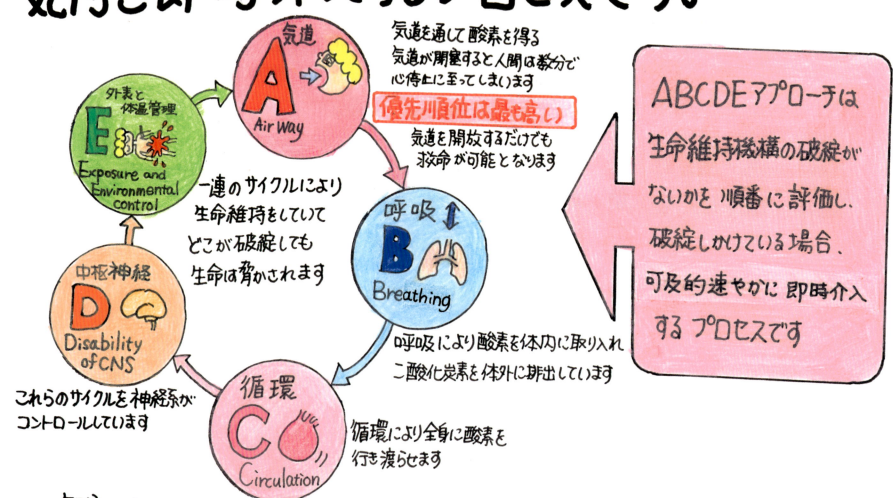

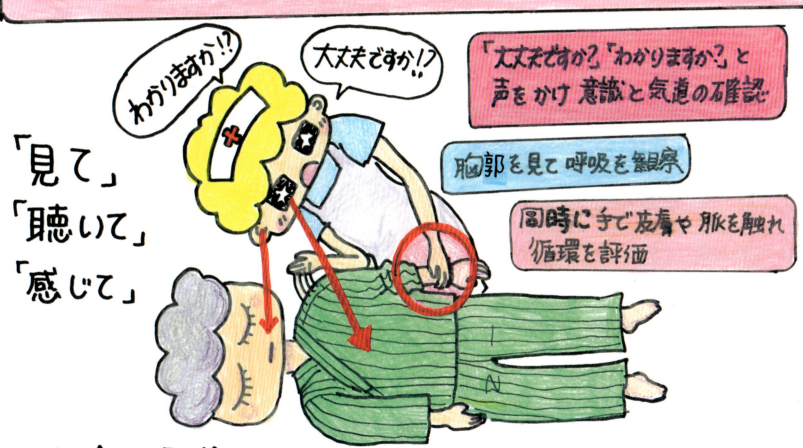

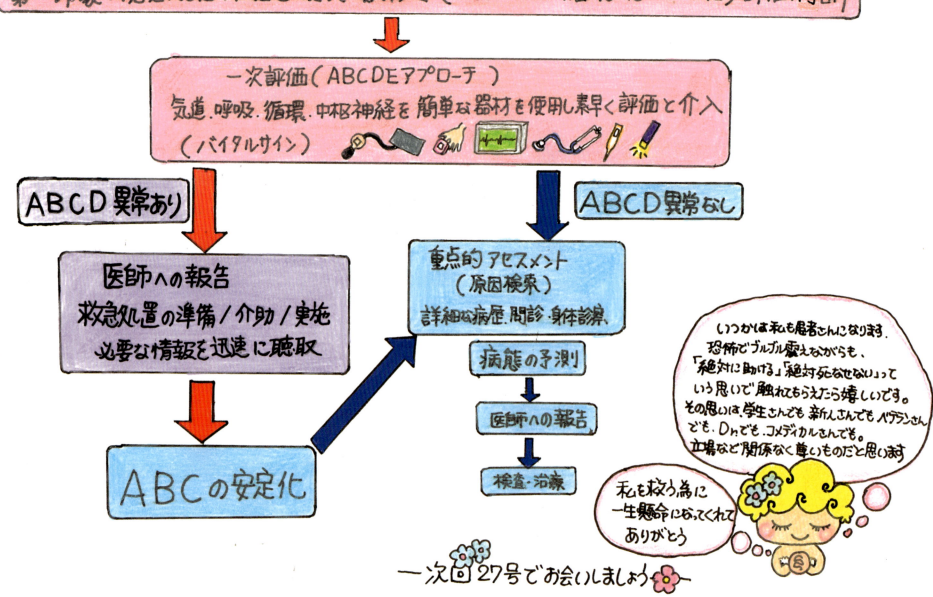

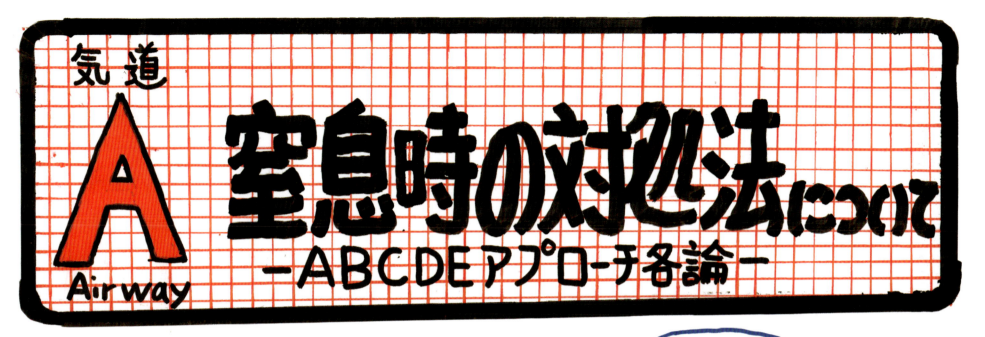
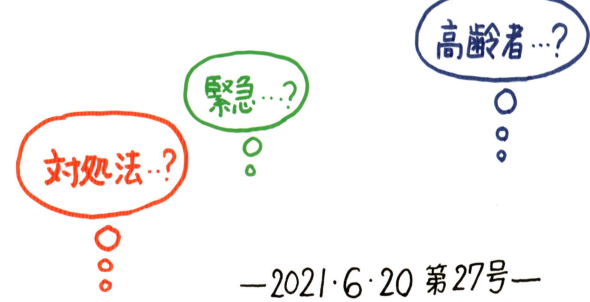

―2021・6・20 第27号―

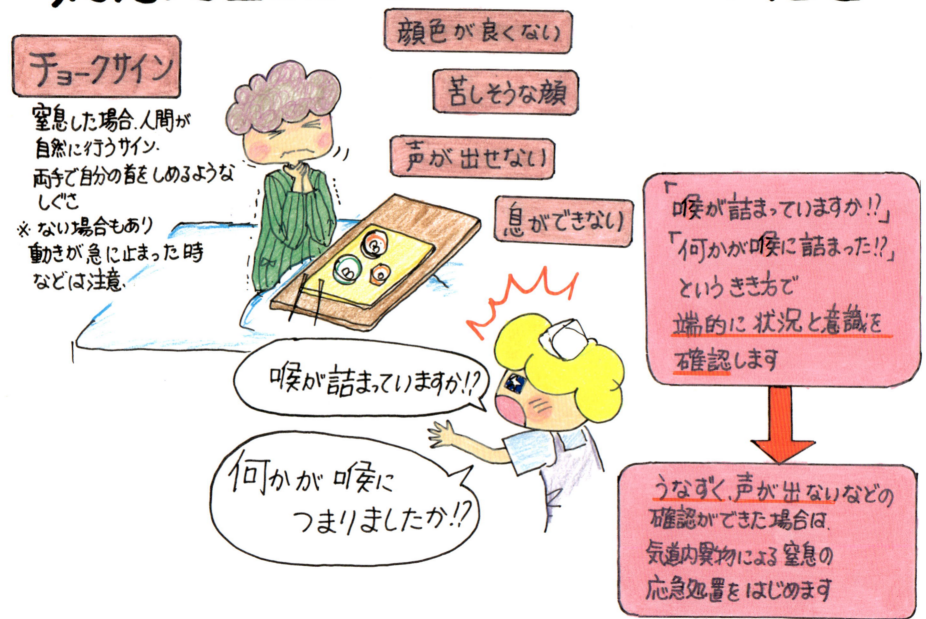

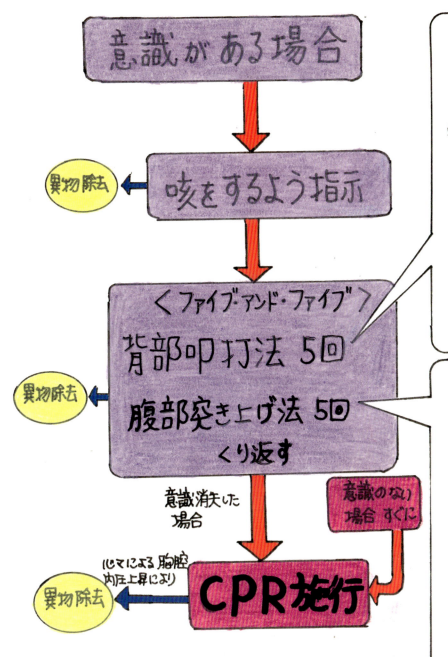
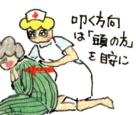
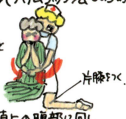
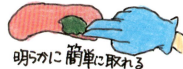

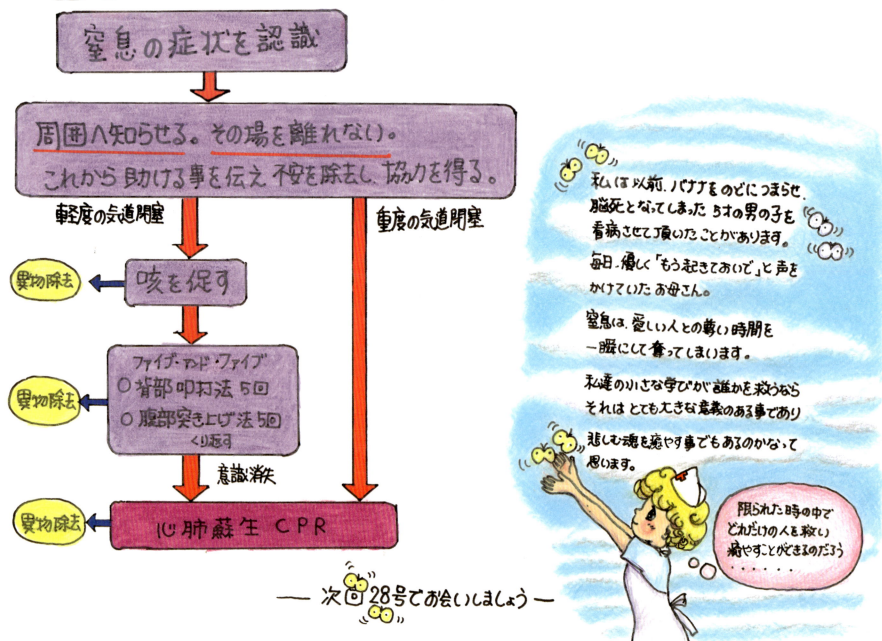

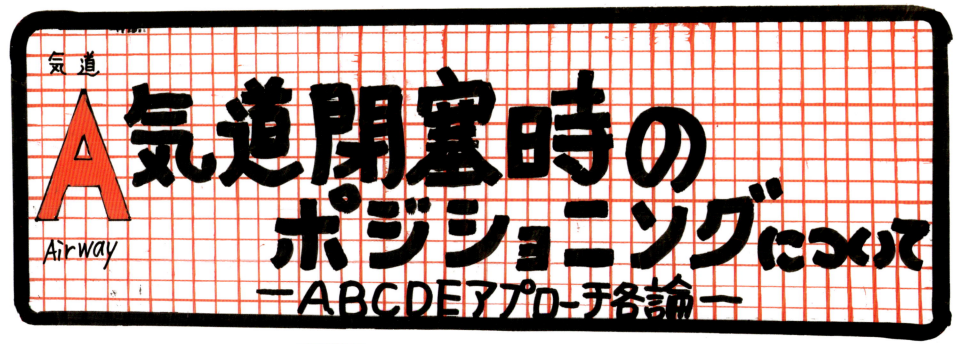
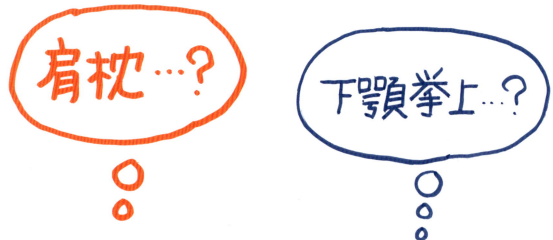

― 2021・7・4 第28号 ―

気道閉塞の有無に気付く

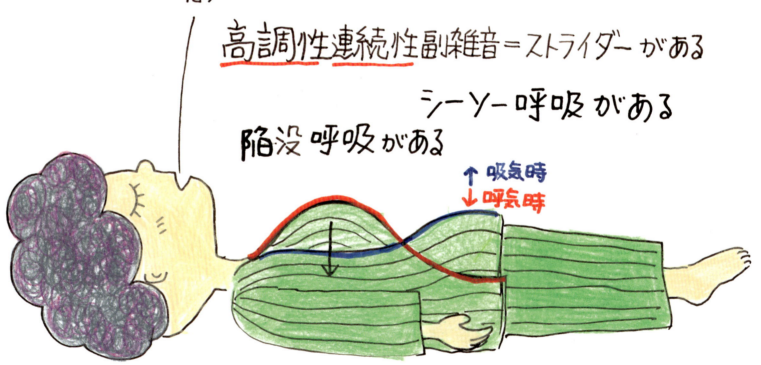

発声はない. 舌根沈下がある

高調性連続性副雑音＝ストライダーがある

シーソー呼吸がある

陥没呼吸がある

↑ 吸気時
↓ 呼気時

これらが見られる時は、気道閉塞を疑います。

呼吸はしているが意識がない場合

＜頭部後屈あご先挙上法＞ ※頭頸部損傷がない場合

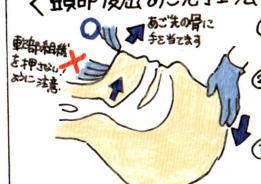

① あご先の骨に手指を当て前額部にもう一方の手を当てます。
② あご先を持ち上げると同時に前額部に当てた手に力を入れ頭をグッと後屈させます。
③ 気道を確保した状態で頸動脈を触知します。

ポイント：あご先の軟部組織に指を当ててしまうと軟部組織が押し込まれ、気道を閉塞してしまう為注意が必要です。

あご先を持ち上げることで舌が前方に移動し気道が開通します。

＜頭頸部損傷が疑われる場合＞

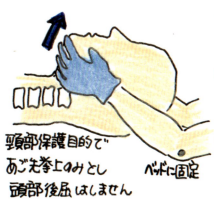

① 下顎角に小指がくるように、しっかり手をあてます
② 両肘をベッドに固定し腰を落としたまま下顎角をつかみます。
③ 下顎を前方に押し出すように挙上します。
④ 気道を確保した状態で頸動脈を触知します。

頸部保護目的であご先挙上のみとし頭部後屈はしません

＜スニッフィングポジション＞
（クンクン臭いをかぐ格好）

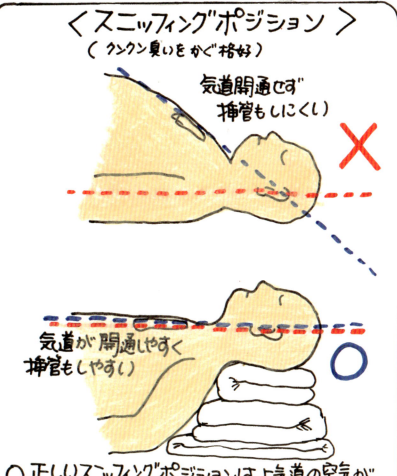

○ 正しいスニッフィングポジションは上気道の空気が最も通りやすい形である。
○ スニッフィングポジションは、外耳道と胸骨切痕が一平面上に並びます。

＜経鼻エアウェイ＞

経鼻エアウェイはバッグバルブマスク換気（アンビューバッグマスク換気）の補助にも役立つ可能性があります。

右鼻用

尖った先端が鼻中隔を擦らないよう、尖った先端は外側を向くように入れます。

ほとんどが右鼻用にできていますが、より換気する為、左右に入れる場合もあります。又、経口エアウェイを併用する場合もあります。

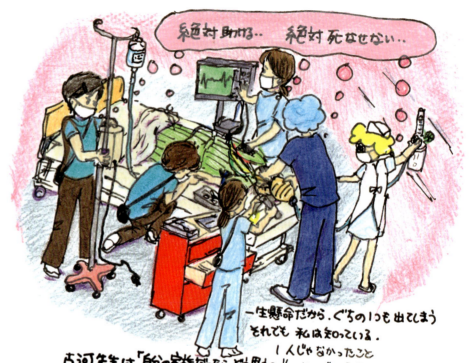

絶対助ける‥ 絶対死なせない‥

一生懸命だから、ぐちの1つも出てしまう
それでも 私は知っている。
しんじゃなかったこと
古河先生は「自分の家族だったらどう思うの‼」が口ぐせでしたね。

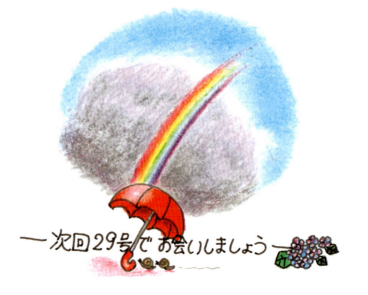

――次回29号でお会いしましょう――

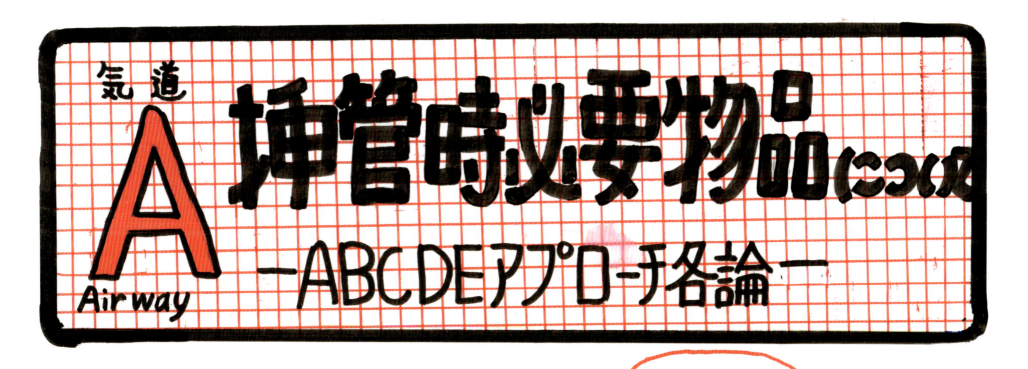

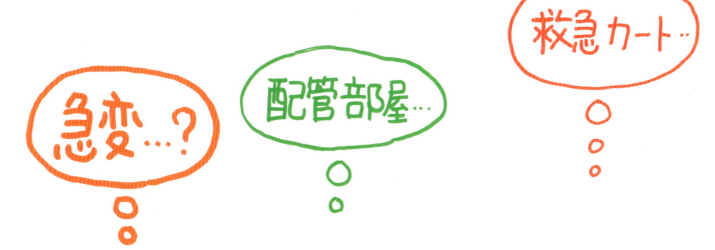

― 2021・7・11 第29号 ―

挿管時の必要物品 －救急カート－

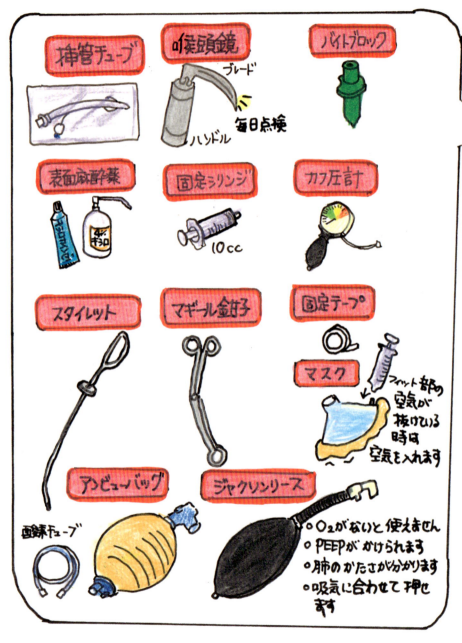
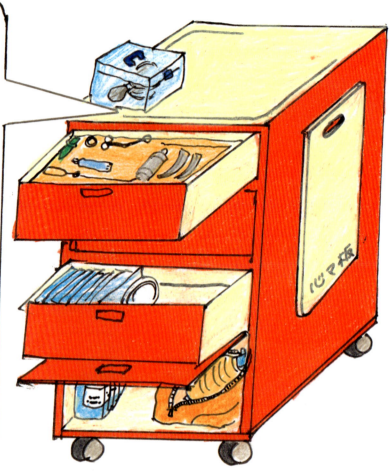

どこに何が入っているかは見ないとです
練習は本番のように！
本番は練習のように！

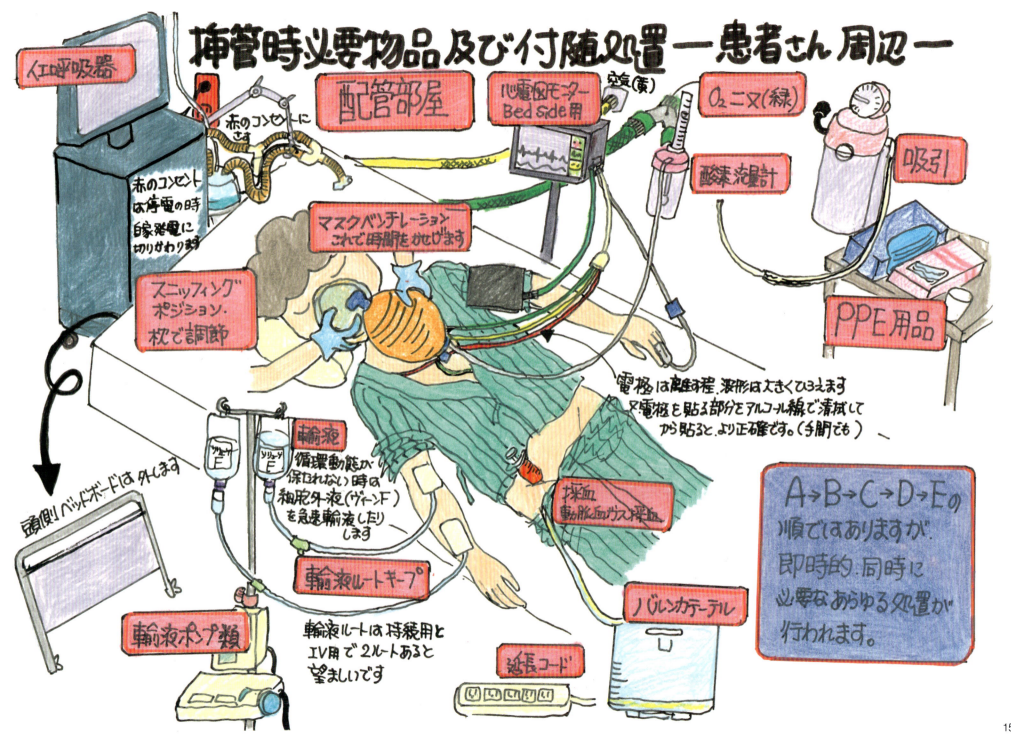

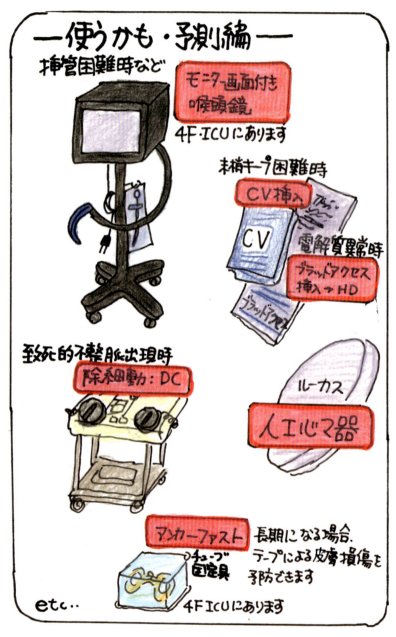

―使うかも・予測編―
挿管困難時など
モニター画面付き喉頭鏡
4F・ICUにあります

末梢キープ困難時
CV挿入

電解質異常時
ブラッドアクセス挿入→HD

致死的不整脈出現時
除細動：DC

ルーカス
人工心マ器

アンカーファスト
チューブ固定具
長期になる場合、テープによる皮膚損傷を予防できます
4F ICUにあります
etc..

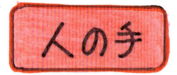

人の手

○ Dr. Callする手
　○ 家族に連絡する手
○ 部屋移動する手
　○ アンビューバッグを押す手
○ 挿管介助をする手
　○ カートを持って走る手
○ 難しくても点滴キープする手

　○ 他の患者さんに支障を来さないように外回りする手
○ 患者さんの為に、まだやれることはないかさがす手
　○ 仲間と繋ぐ手

それぞれの想い気持ち

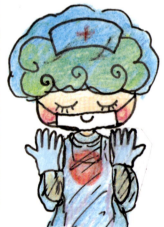

―次回30号でお会いしましょう―

A 気管内挿管介助について
－ABCDEアプローチ各論－

気道 / airway

緊急
急変…
救急カート…

― 2021・7・18 第30号 ―

マスクベンチレーションでしのぎ Dr.来棟したら。

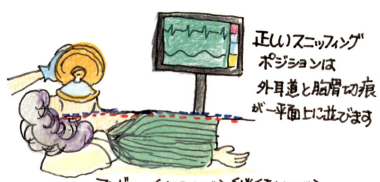
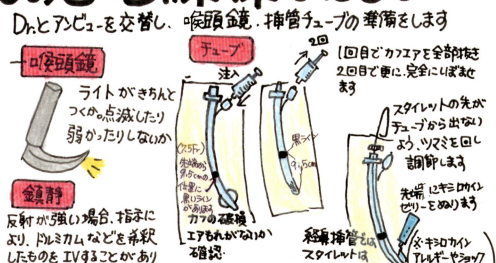
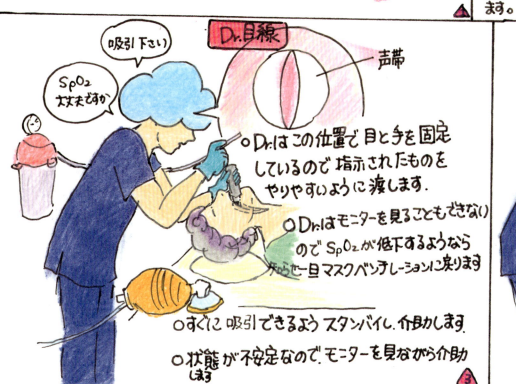
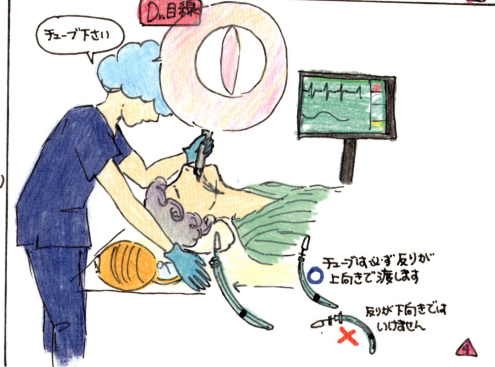

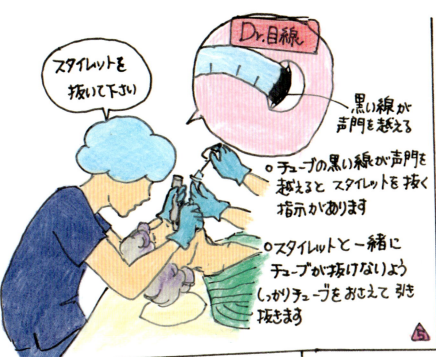
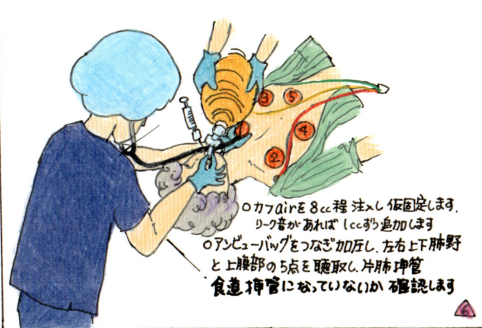
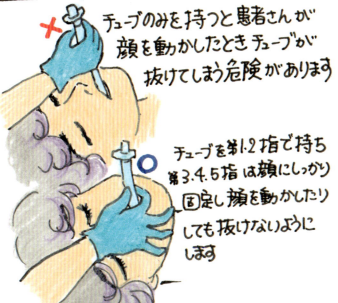
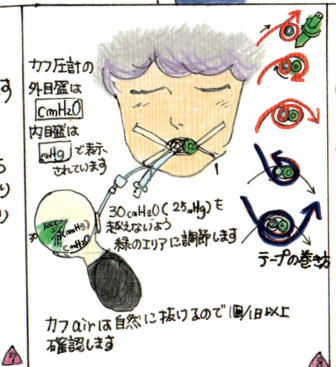
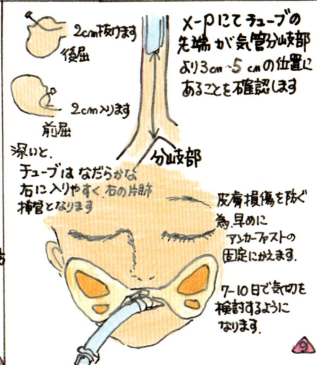

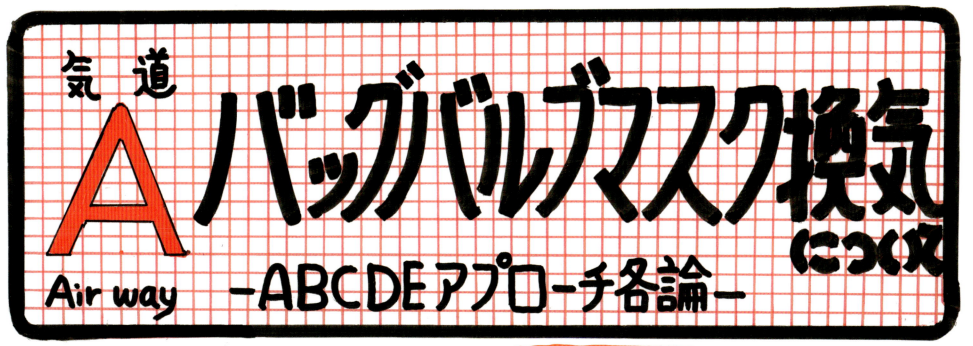
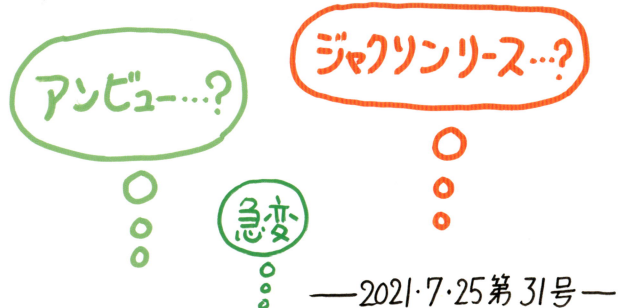

バッグバルブマスクとジャクソンリースについて

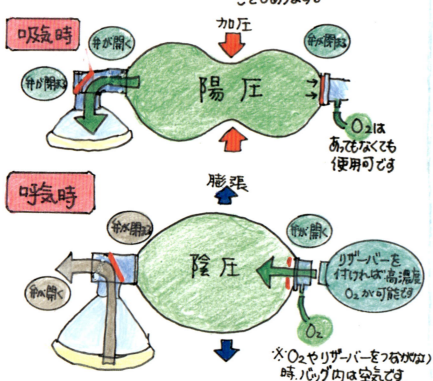

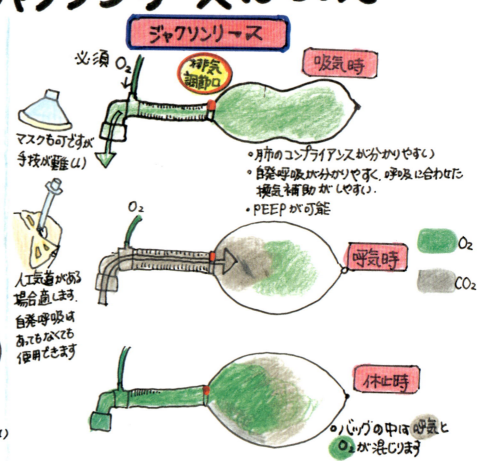

欠点。肺のコンプライアンスが分かりづらく必要以上の加圧で気胸をおこしやすい
○ 一方向弁の為、自発呼吸がある患者は、呼吸が合わないと苦しい

欠点。酸素供給源がないと使用できません。
○ CO_2 の再呼吸を防ぐため「分時換気量の3倍」以上の O_2 流量が必要です
○ 回路の排気調節口から適切に圧を逃がさないと過剰な圧がかかったり、CO_2 の再呼吸につながったりします。

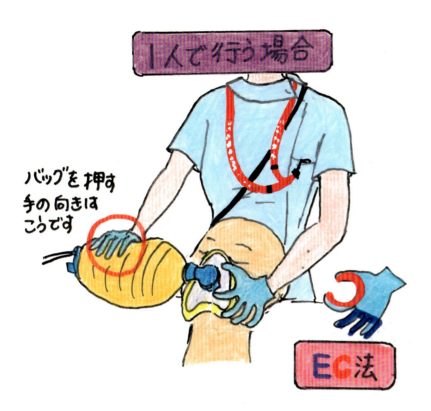

母指と示指が**C**の形になるようにします。
中指、薬指、小指が**E**の形になるよう、患者さんの下顎にかけて十分に挙上させて気道を確保します。

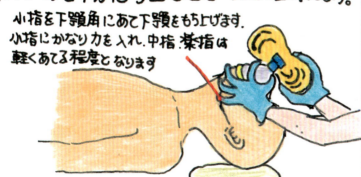

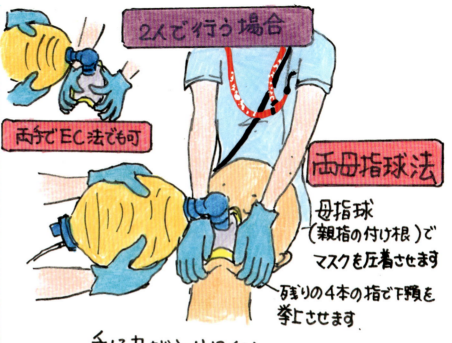

手に力が入りにくい、
手が小さい、など、指に力が入りにくい
場合は 両母指球法 のほうが
下顎挙上とマスクの圧着を確実に行う
ことができます。

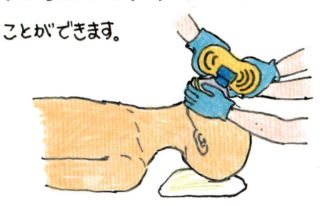

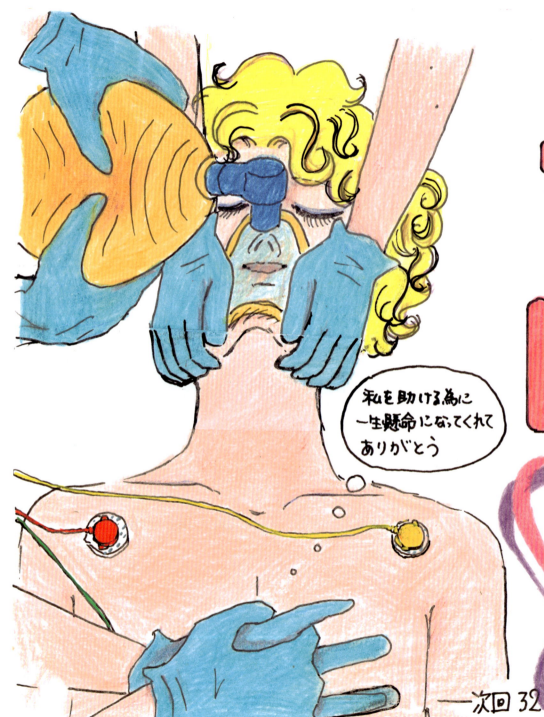

AHAガイドラインでは、心肺停止の患者さんにおいては、1秒かけて 胸が上がる程度 に、換気をすることが勧められています。
3〜5秒ごとに1秒かけて 換気します。
過剰な送気は胃膨満の原因となるとともに、CPRの場合、過換気になると脳血管攣縮により脳血流が低下することから 過換気は避けます。

バッグマスク法で、気道確保、酸素化、換気が十分に行えれば、気管内挿管を慌てる必要 がなくなります。

私を助ける為に一生懸命になってくれてありがとう

私達は決して1人では生きてはいけません。
誰かに支えられ
誰かに生かされています
知らない誰かだったり
となりにいる仲間だったり
病気の時だったり、
笑い合えている時だったり。　そう思いました。

— 次回 32号でお会いしましょう —

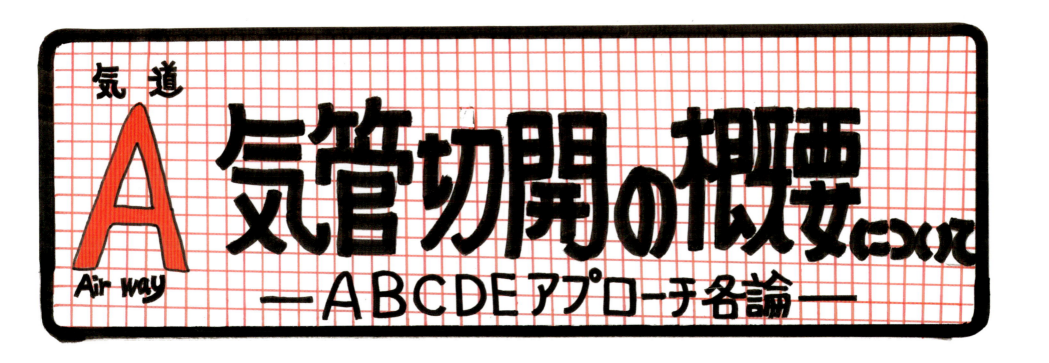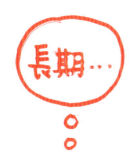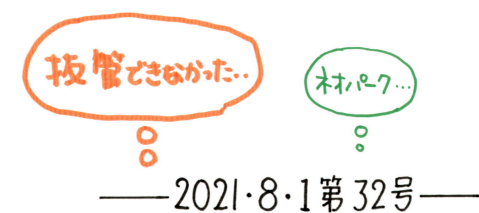

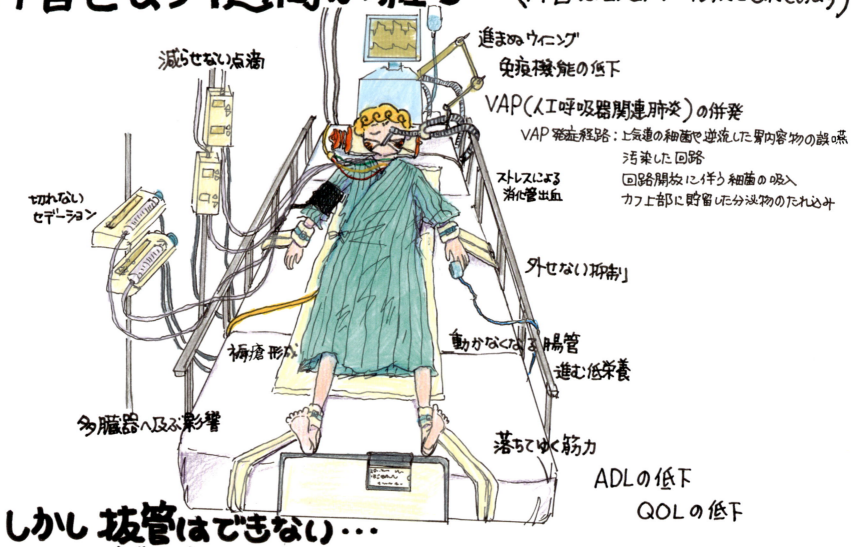

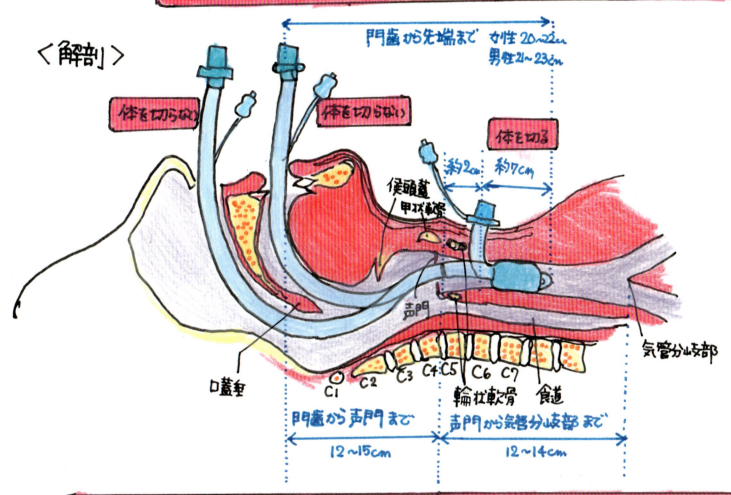

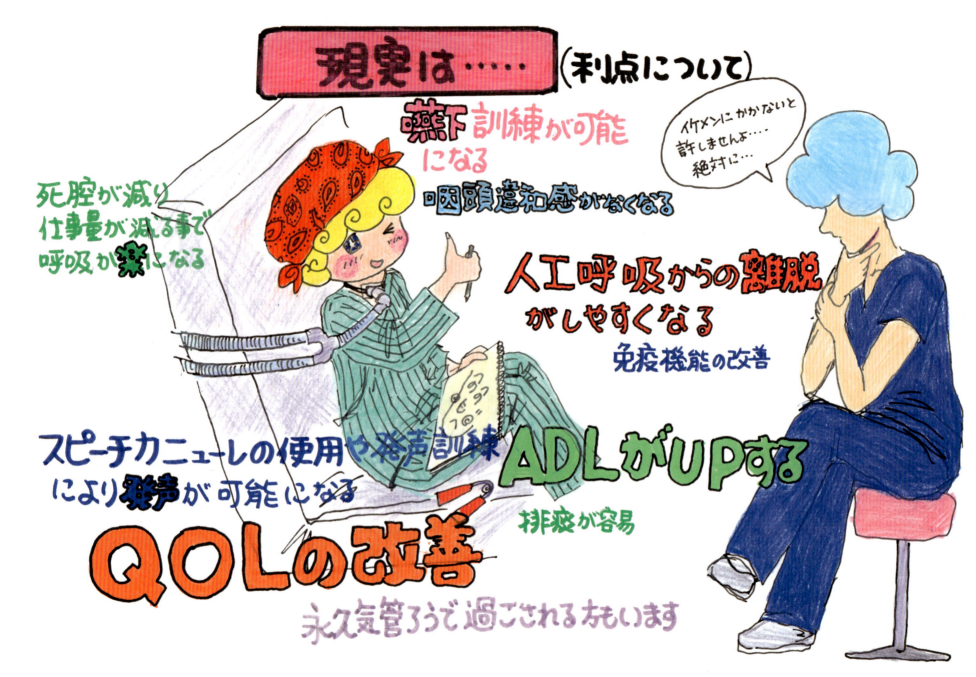

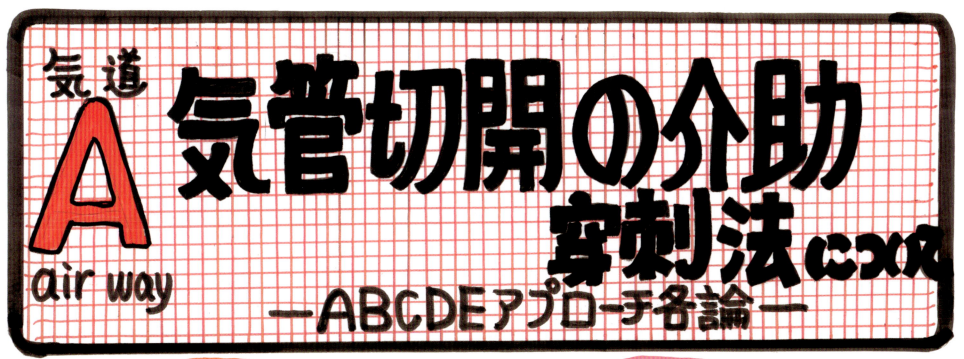

穿刺法（セルジンガー法）準備　顧問(Dr.)使用

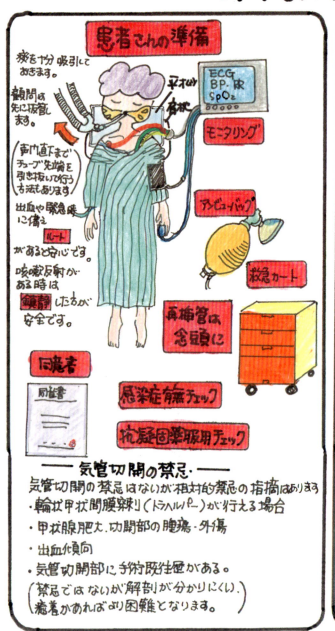

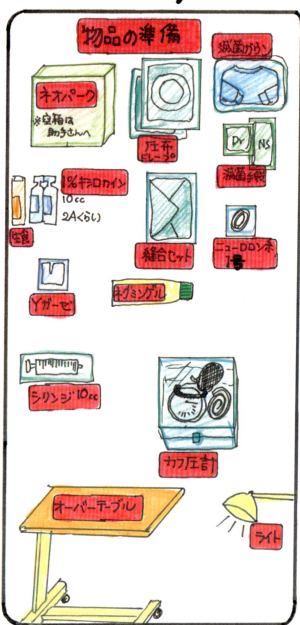

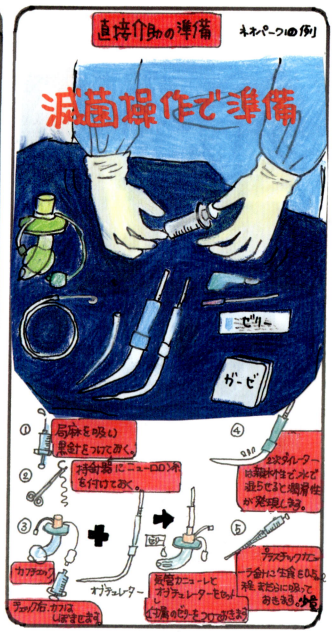

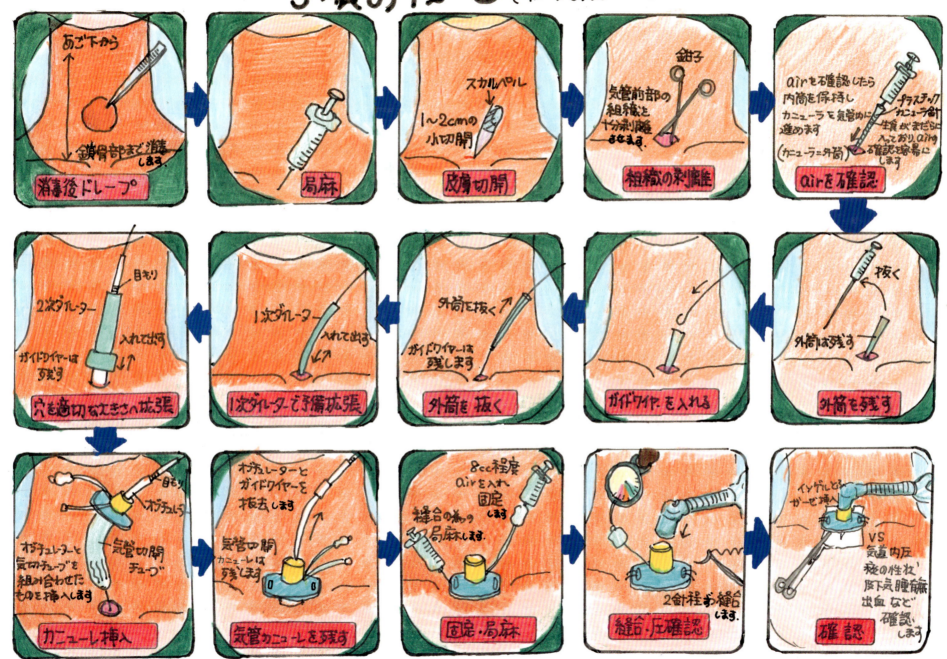

気管切開に伴うリスク：3期に分けて考えられます

術中 — 損傷のおそれのある部位

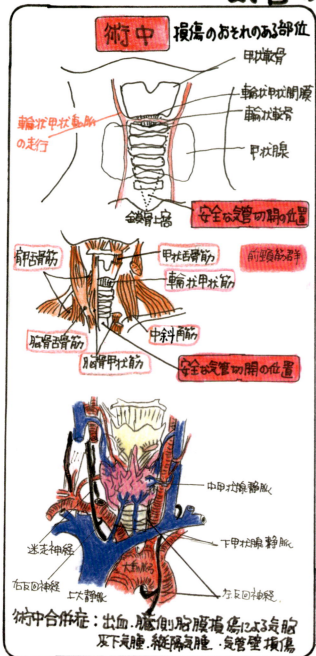

- 甲状軟骨
- 輪状甲状間膜
- 輪状軟骨
- 甲状腺
- 輪状甲状動脈の走行
- 安全な気管切開の位置
- 鎖骨上縁

- 肩舌骨筋
- 甲状舌骨筋
- 前頸筋群
- 輪状甲状筋
- 胸舌骨筋
- 中斜角筋
- 胸骨甲状筋
- 安全な気管切開の位置

- 中甲状腺静脈
- 迷走神経
- 下甲状腺静脈
- 右反回神経
- 上大静脈
- 左反回神経

術中合併症：出血・臓側胸膜損傷による気胸
皮下気腫・縦隔気腫・気管壁損傷

術後安定化するまで

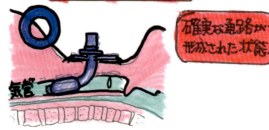

確実な通路が形成された状態
気管

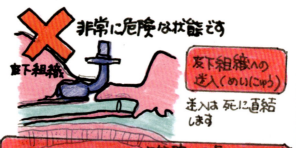

非常に危険な状態です
皮下組織
皮下組織への迷入（めいにゅう）
迷入は死に直結します

気管切開後2週間は、気管壁と皮膚の間の組織が疎であり確実な通路ができていない為、皮下組織に迷入しやすい

重度の出血：体動や咳、喀痰の排出により常に周囲の組織と擦れ安静が保たれません
気管切開部は組織が疎であり出血すれば広い範囲にその影響は及びます。

皮下血腫・縦隔気腫・気胸：
皮下気腫はあまり問題になりません
気胸は呼吸機能に大きな影響を及ぼします

気管損傷

気管カニューレの迷入損傷：（上図）

その後の経過中

気管切開孔周囲の感染
- 重症では壊疽性となることもあります
- 痰からの感染と考えられるが術後の気管周囲の出血も関与しています

気管切開孔や気管粘膜の損傷
- 肉芽の形成が進み気管切開孔や気管粘膜が損傷します。
- 出血しやすくなり喀痰も吸引しづらくなる
- 気道閉塞に陥る場合もあります
- 気管腕頭動脈瘻や気管食道瘻を形成することもあります

感染性肺炎
- 気管（気道）が開放状態になっているため肺炎は併発しやすい

自己抜去
瘻孔が形成される前に起こると再挿入は極めて困難です。
緊急の気管内挿管を考慮すべきです。

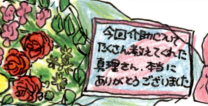

今回企画について たくさん考えてくれた 真理さん、本当に ありがとうございました

次回34号でお会いしましょう

循環 C 胸骨圧迫 について
Circulation －ABCDEアプローチ各論－

「看護は犠牲行為であってはなりません。人生の最高の喜びのひとつであるべきです。」
——— フローレンス・ナイチンゲール ———
（1820～1910）

- Bの前にC？
- Cが先？
- BじゃなくてC…なぜ…？

― 2021.10.10 第34号 ―

一次救命処置の不可欠要素は換気より胸骨圧迫を強調するように変わりました

え〜‼ C→A→B〜⁉

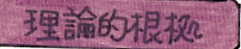
理論的根拠

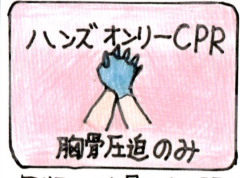
ハンズオンリーCPR 胸骨圧迫のみ

生存率 同等

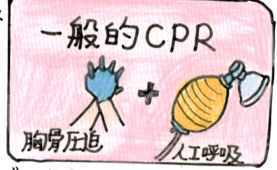
一般的CPR 胸骨圧迫 + 人工呼吸

早期に胸骨圧迫を開始することで、CPR開始の遅れによる生存への悪影響を防ぎます。

胸骨圧迫は正常の心拍出量の25〜30%を生み出すことができます。

この効果はCPRの開始が遅れると急激に減少します
　※無酸素性細胞死は4〜5分後に起こると推定されます。

→ 大切なのは

早く開始すること！

絶え間なく行うこと！

胸骨圧迫についての推奨内容

1. 胸骨圧迫は少なくとも **1分間に100回** のテンポで行う．
2. 胸骨圧迫は胸骨の中央を少なくとも **5cm** 圧迫し，次の胸骨圧迫を行う前に完全にもとの位置まで **戻す**．
3. 第一救助者は30回の胸骨圧迫から開始し，2回の人工呼吸を行う．この胸骨圧迫と人工呼吸は **30:2** の比率で行い，高度な気道確保（例えば挿管）が行われるまで行う
4. 胸骨圧迫は，明らかな必要性がなければ **中断してはならない**（例えば除細動を行う）
5. 可能であれば疲労で胸骨圧迫が浅くなることを避けるために1〜2分ごとに交代する．

質の高いCPRの要素

1. 速さは少なくとも **速く** 1分間に100回のテンポで
2. 深さは少なくとも 5cmで **強く**
3. 圧迫ごとに胸壁がもとの位置に戻るように **戻す**
4. 中断を最小限に **絶え間なく**
5. 過換気を避ける **深呼吸**

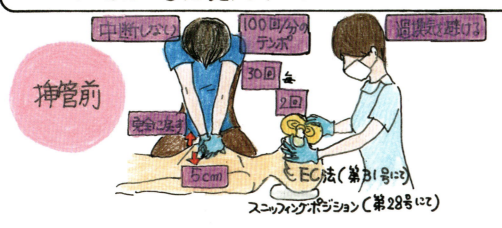

挿管前

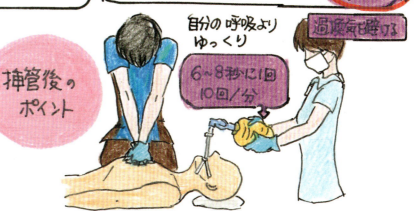

挿管後のポイント

なぜ過換気がよくないのか!? なぜ送気回数が多いといけないのか!?

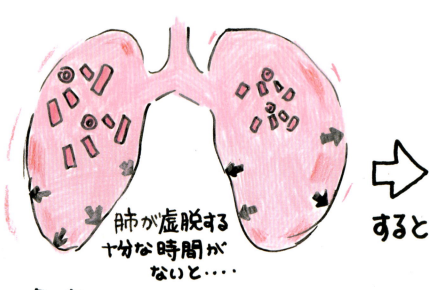

肺が虚脱する十分な時間がないと‥‥

急速な送気は肺の過膨張とPEEPの上昇を来します。!!

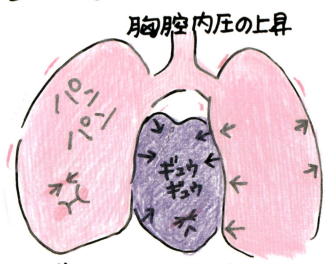

胸腔内圧の上昇

① 心臓への静脈還流減少とそれによる心拍出量の低下

② 冠灌流圧の減少 → 予後の決定要因となります。

※CPR中の平均送気回数は30回/分と報告されており 推奨回数の3倍となっています。送気回数の制限は大切なポイントです

—次回 35号でお会いしましょう—

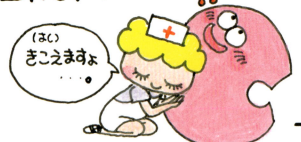

(はい)きこえますよ‥‥。

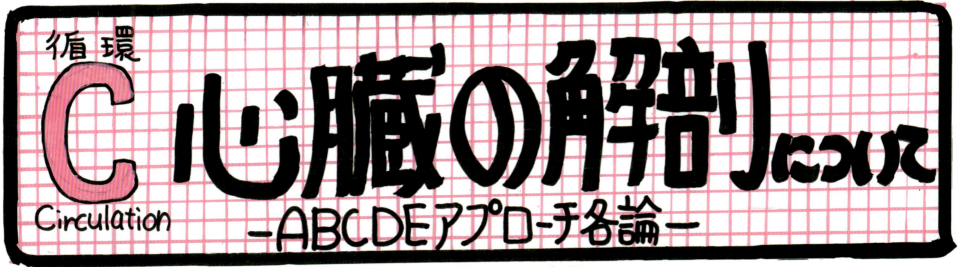

循環 C Circulation 心臓の解剖について
－ABCDEアプローチ各論－

運動はすべての生命の根源である
　　　　　　　　　　　—レオナルド・ダ・ヴィンチ—

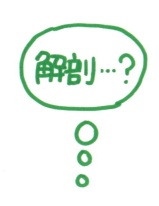

解剖…？

これを読むと誰でも心臓の絵が描けるようになるって!?

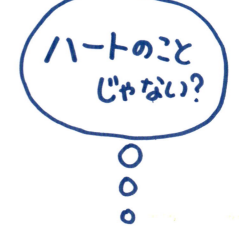

ハートのことじゃない？

—2021・10・27　第35号—

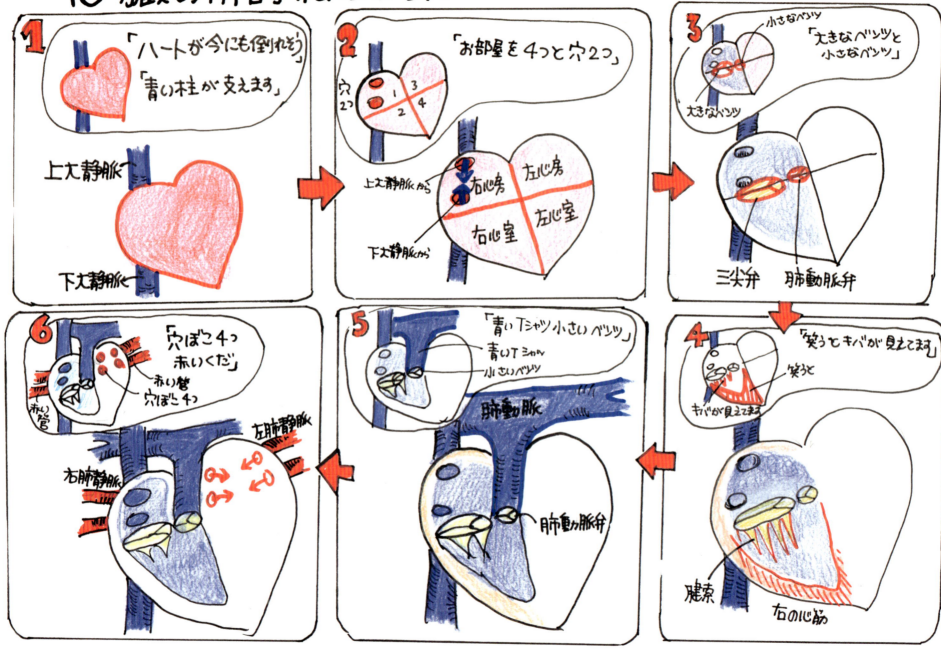

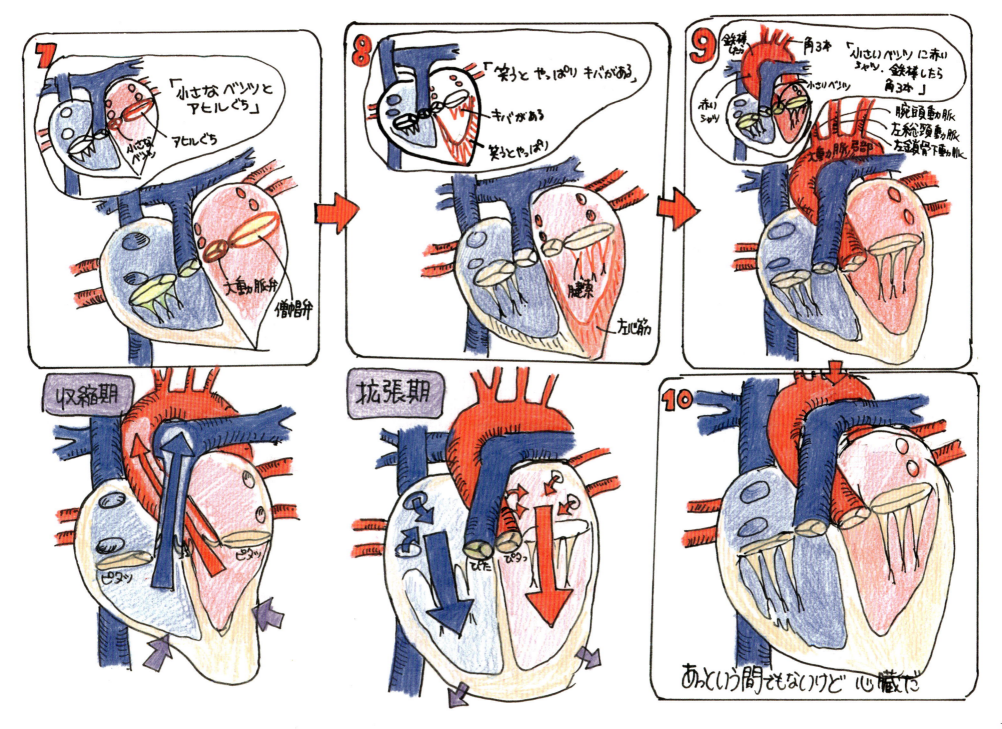

（にぎりこぶし大の心臓）より
大切なあなたへ

60～80回/分

3600～4800回/時間

86400～115200回/日

31,536,000～42,048,000回/年

1回に送り出す量
　Sサイズみかん1つ分

あなたの真ん中で
あなたと一緒に
ドキドキ ワクワク しながら
生きてきた
そして　これからも

ギュッ ギュッ

ー次回 36号で ❤ 会いましょうー

循環 C Circulation 弁の位置関係について
ーABCDEアプローチ各論ー

人の価値とは、その人が得たものではなく
　　その人が与えたもので測られる
　　　　　　　—アルベルト・アインシュタイン—

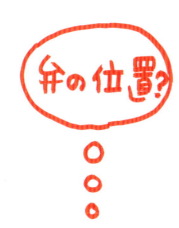
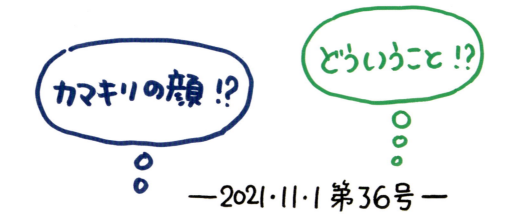

ー2021・11・1 第36号ー

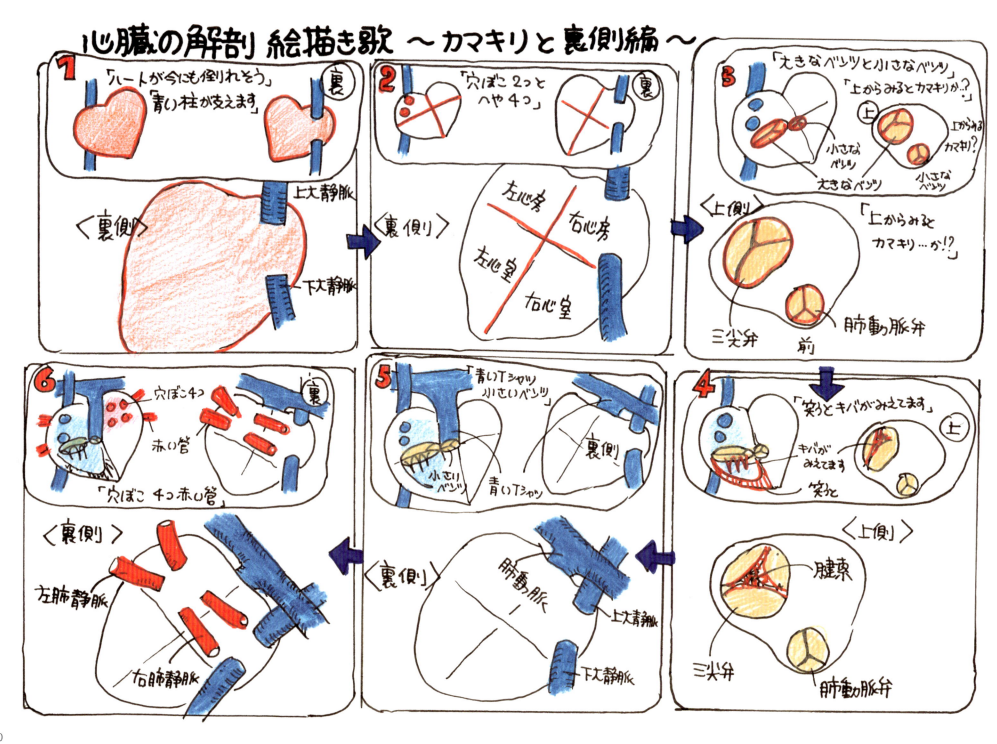

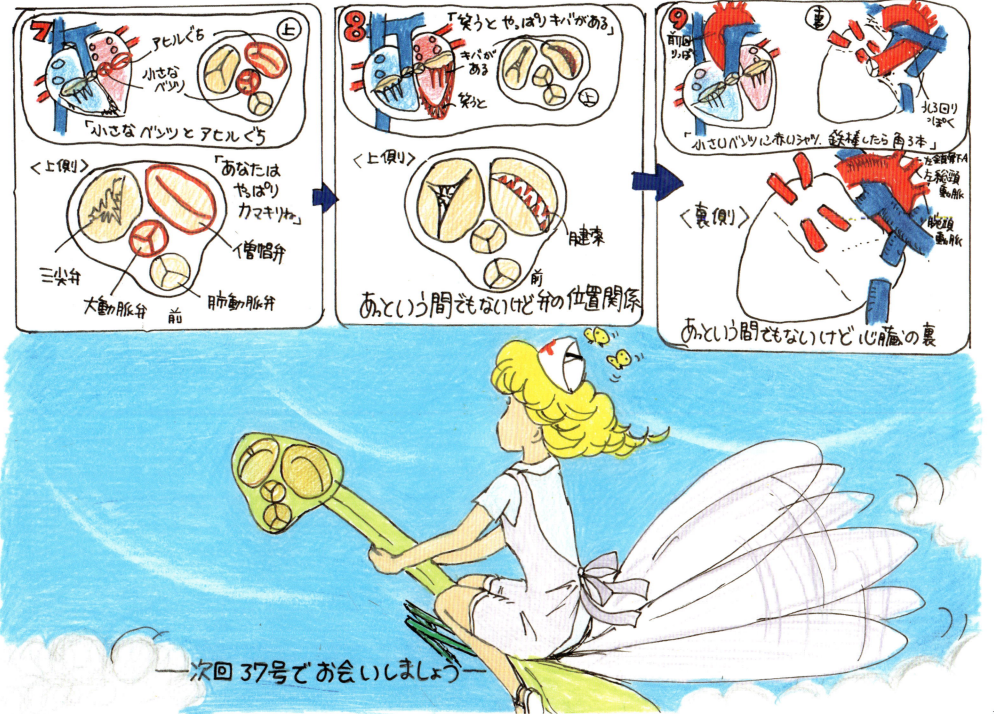

循環 C 右冠状動脈について
Right Coronary Artery (RCA)
―ABCDEアプローチ各論―

「ただ見ても視えないことが多い。ただ触れても感じないことが多い。視るべき視点を持っているもの、すなわち知識を持っているものは、見抜くことができる」――フィジカル・イグザミネーションの基本・より――

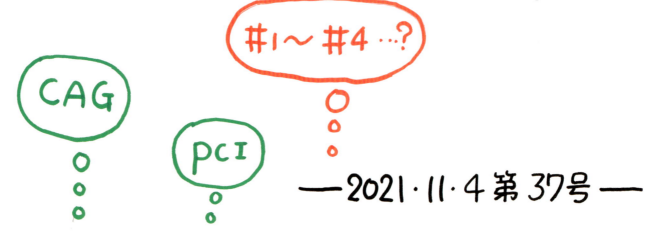

― 2021・11・4 第37号 ―

右冠状動脈（RCA）の走行

	心臓 だったら	顔 だったら	CAG だったら	梗塞部位	心電図変化
#1					II・III・aVFで ST変化
#2				〃	〃
#3				〃	〃
#4					V₁V₂で R波増高

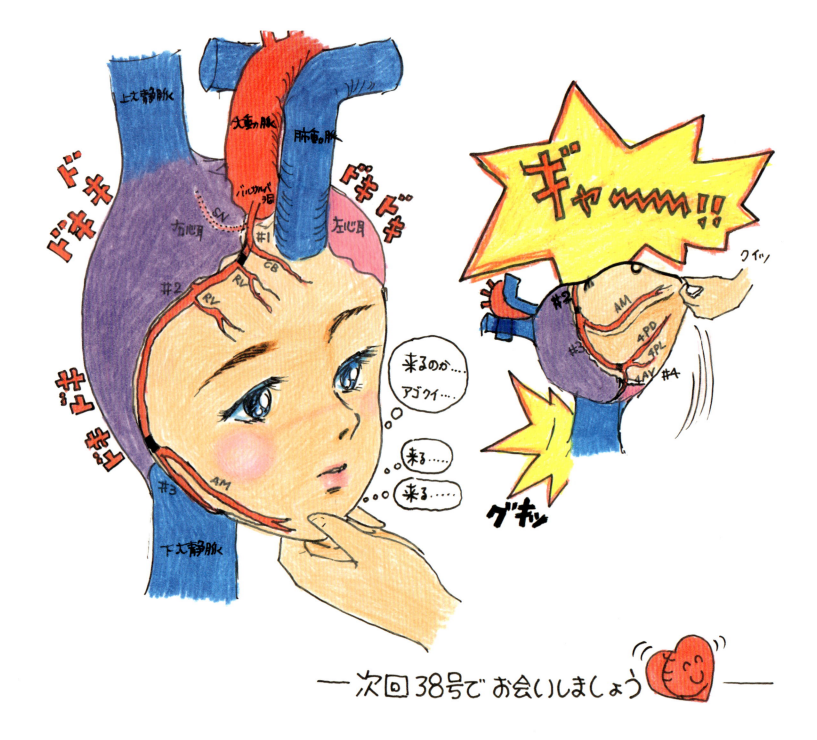

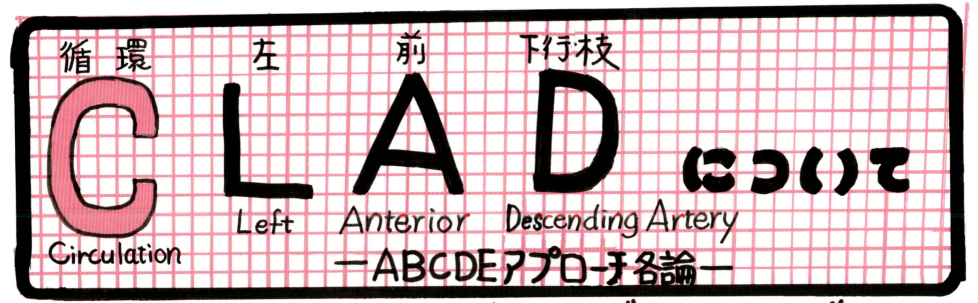

循環 左 前 下行枝
CLADについて
Circulation　Left　Anterior　Descending Artery
―ABCDEアプローチ各論―

世界には、きみ以外には誰も歩むことのできない唯一の道がある。
その道はどこに行き着くのか、と問うてはならない。ひたすら進め。
―ニーチェ―

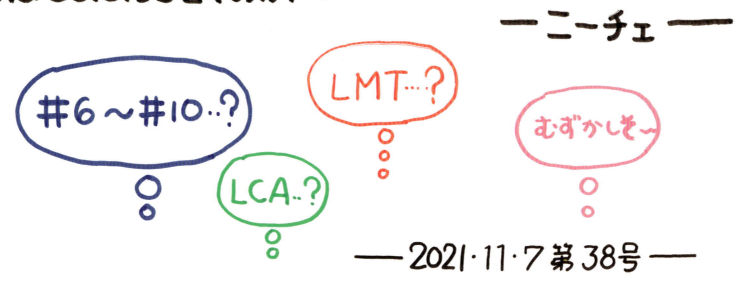

―2021・11・7 第38号―

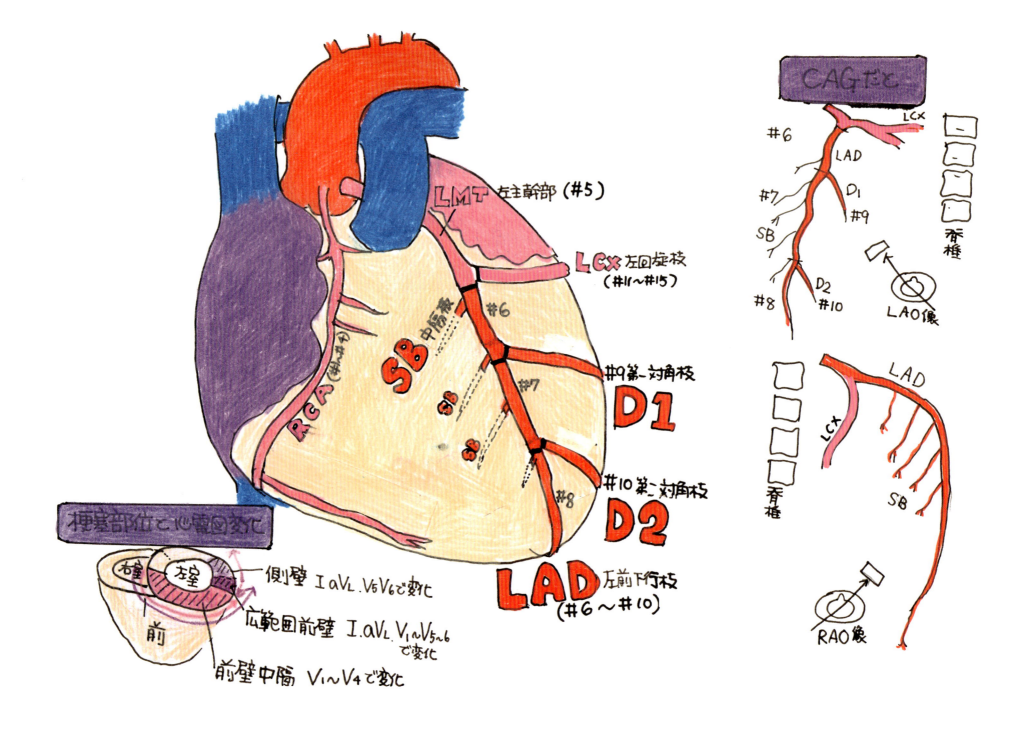

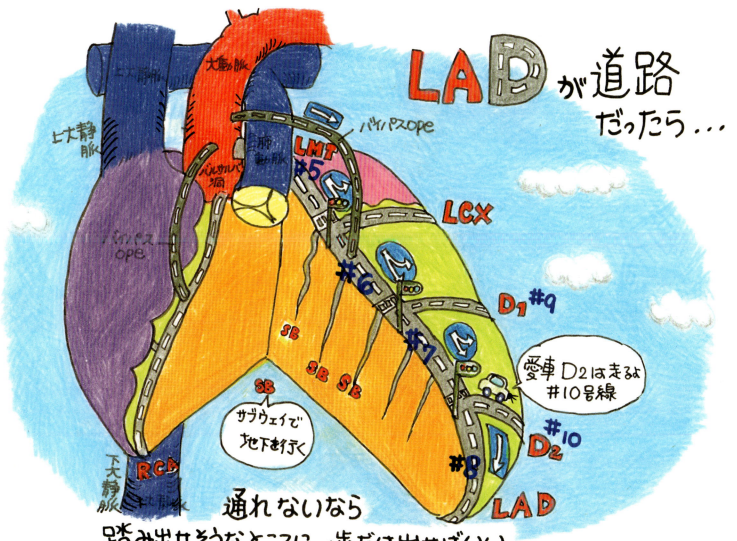

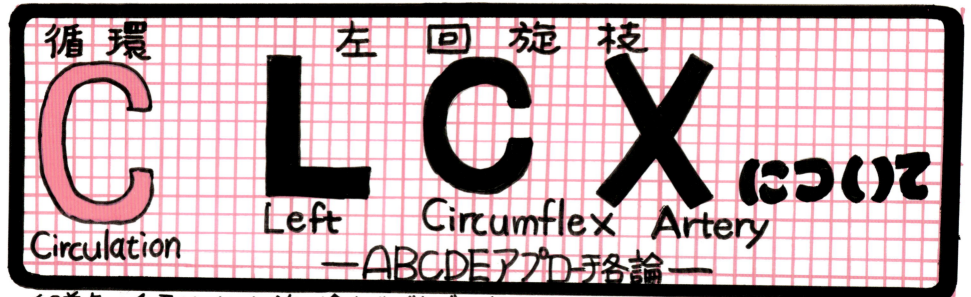

循環 左回旋枝 LCX について
Circulation Left Circumflex Artery
― ABCDEアプローチ各論 ―

終着点は重要じゃない。旅の途中で、どれだけ楽しいことをやり遂げているかが大事なんだ。

――スティーブ・ジョブズ――

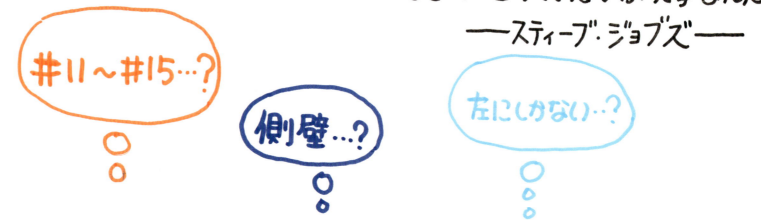

――2021・11・9 第39号――

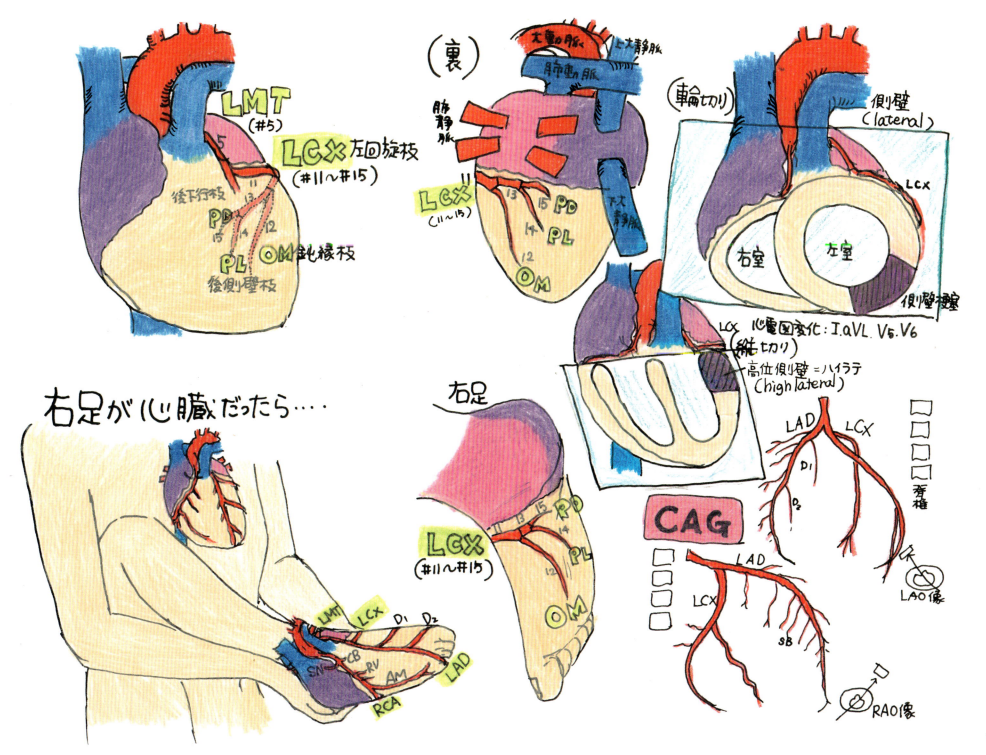

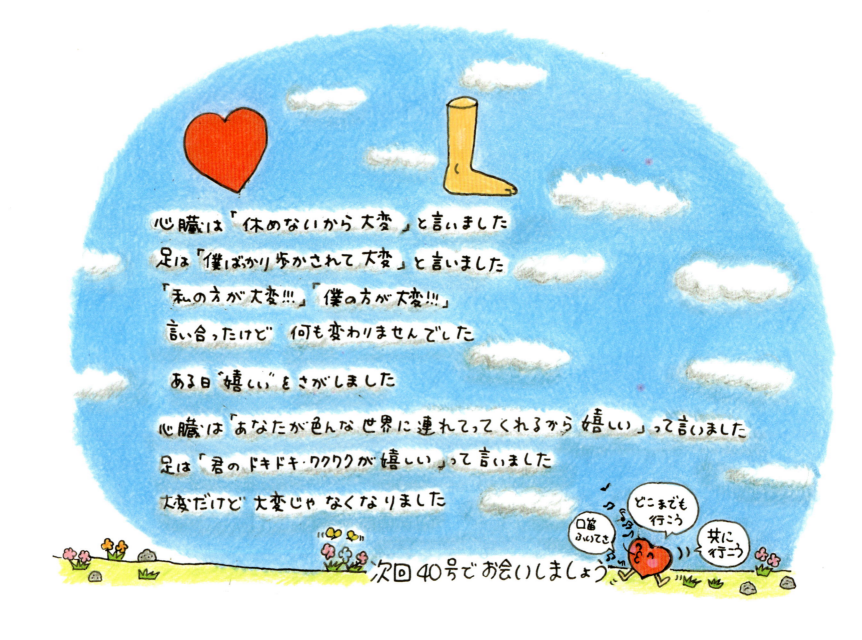

心臓は「休めないから大変」と言いました
足は「僕ばかり歩かされて大変」と言いました
「私の方が大変!!!」「僕の方が大変!!!」
言い合ったけど 何も変わりませんでした

ある日"嬉しい"をさがしました

心臓は「あなたが色んな世界に連れてってくれるから嬉しい」って言いました
足は「君のドキドキ・ワクワクが嬉しい」って言いました
大変だけど 大変じゃ なくなりました

次回40号でお会いしましょう

危険な胸痛について

可能性は誰かに決めつけられるものじゃない。身の程なんか一生知るな。
―― 新庄剛志 ――

胸痛はどれも危険..?

いちおう報告 夜中でも…?

― 2021・11・15 第40号 ―

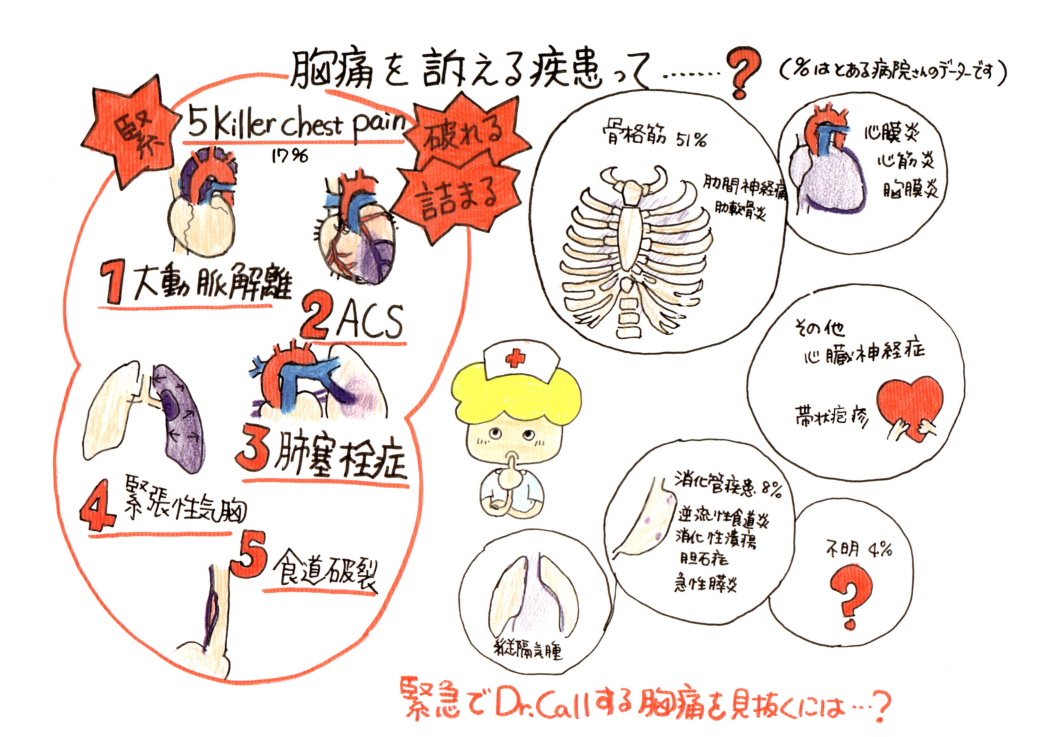

Dr.Call 判断の参考　OPQRST

	いつから・どのように　O	増悪・緩解因子　P	性状　Q	部位/随伴症状　R	重症度　S	時間経過　T
🩸🩸🩸 破れる 詰まる ねじれる **緊急!! 迷わず Dr.Call!!**	痛みだした瞬間を明確に言える 例) トリガーの例 「トイレでいきんでいたら」 「歩き出したら」 「アイスを食べていたら」 「新聞をみていたら」 と具体的に、リアルに <u>「突然」を答えられる</u> それまでは、無症状。いつもと変わらず、元気。	緩解因子はない 何をしても痛い 何をしても緩解しない	「圧迫感」 「ぐいぐい」 「掴まれている様な」 「乗られている様な」 「しめつけられる様な」 心筋→ 内臓痛として感じる為広がりのあるよりはっきりしない痛みとして感じる 大動脈→ 裂けるような痛み 今まで経験した事のない激痛	痛みを手で示してもらう The Levine Sign (グー) The Palm Sign (パー) The Arm Sign (腕をおさえる) 放散痛がある →ACSを疑う 大動脈解離症→内臓痛だが激痛のため痛みが限局している 脈の欠損 血圧左右差 痛みが移動する	VSの変動がある ショック 冷汗 冷感 頻呼吸 興奮 瞳孔が開く 顔つきがけわしい	痛みをグラフにすると いきなりピーク ピークが持続 [ACS以外の5 killer Chest pain] ACSで少しずつ詰まっていくと一気にピークが来ず増悪・緩解をくり返す事もあるので注意
すぐにDr.Callしなくても大丈夫か…。朝まで経過をみてもよいか…。	痛み出した瞬間は明確には覚えていない 「夕方頃かな～」 「昼過ぎぐらいかな～」 「2～3日前からかな～」 ～頃から ～ぐらい前から	深呼吸、特に咳、咳嗽で増強する場合 呼気や咳で肋軟骨が圧迫され痛みが誘発 ↓ 肋軟骨炎が疑わしい		The pointing Sign 指1本でポイントを示す →ACSは少ない	VSが安定しているいつもの様子と変わらない	全く痛まない時間がある一過性の痛みである 器質的障害(破れる詰まるねじれる)よりも機能的障害が考えられる

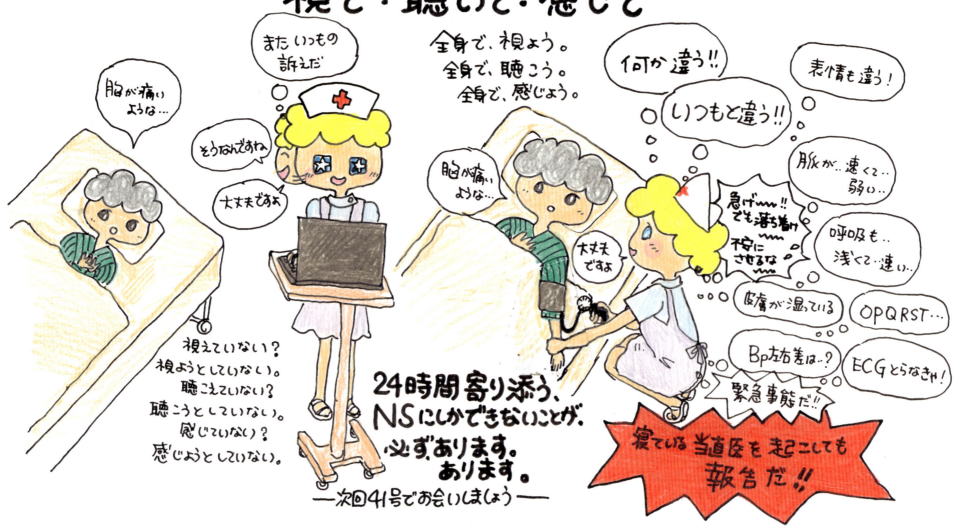

5 killer chest pain
大動脈解離について

人は城　　人は石垣　　人は堀
　　　　　　　　—武田信玄—

危険な胸痛

緊急手術…

A型 B型…

—2021・11・18 第41号—

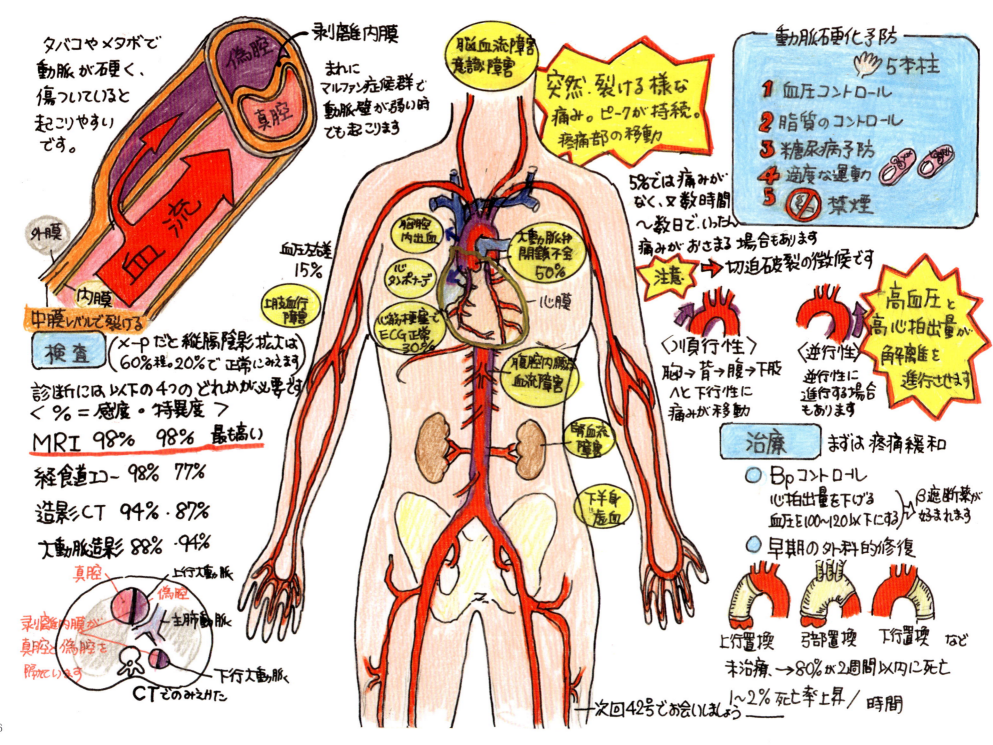

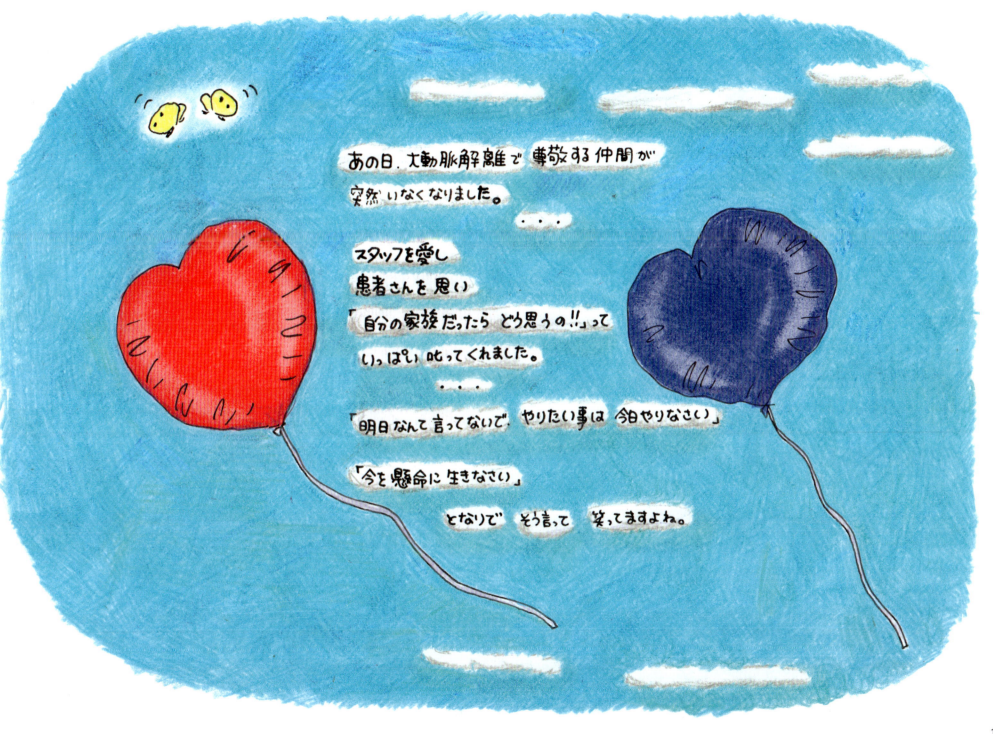

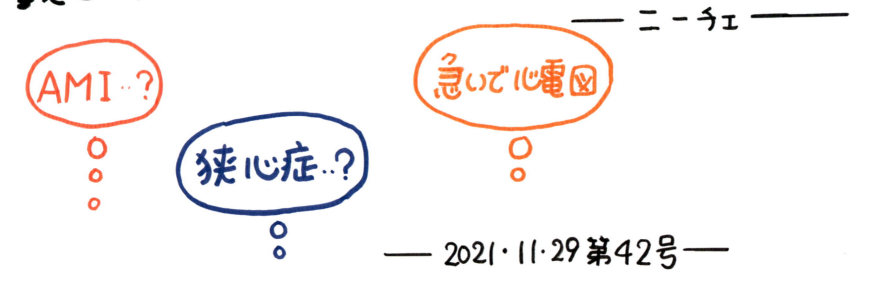

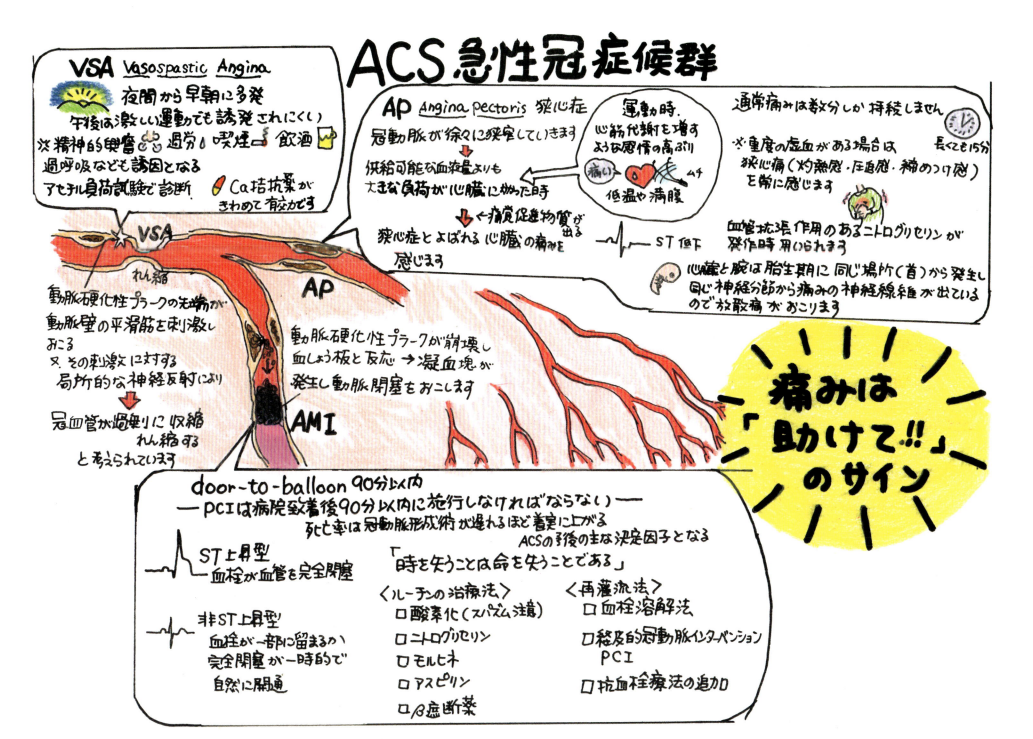

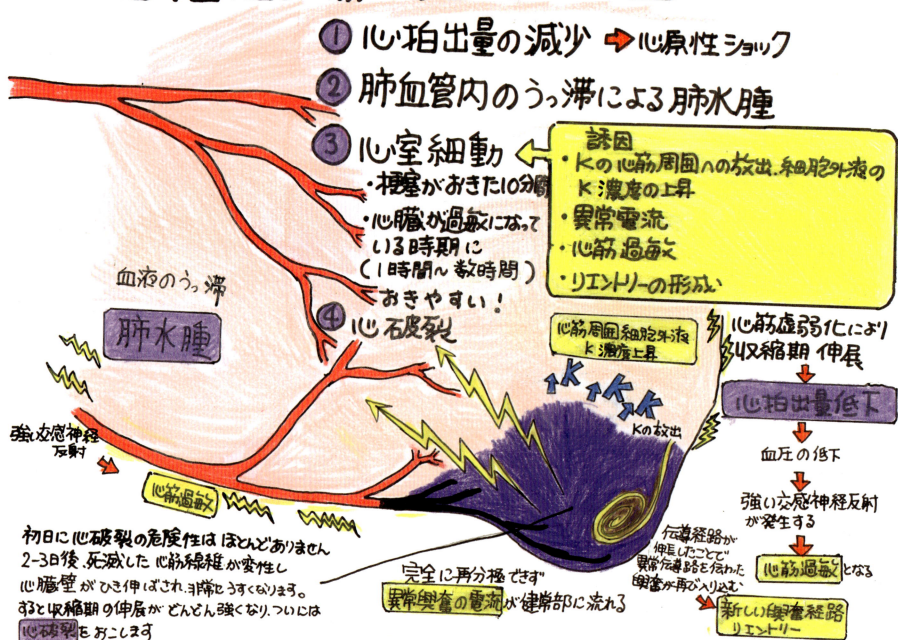

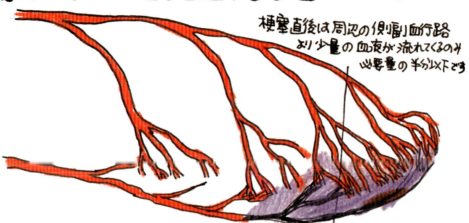

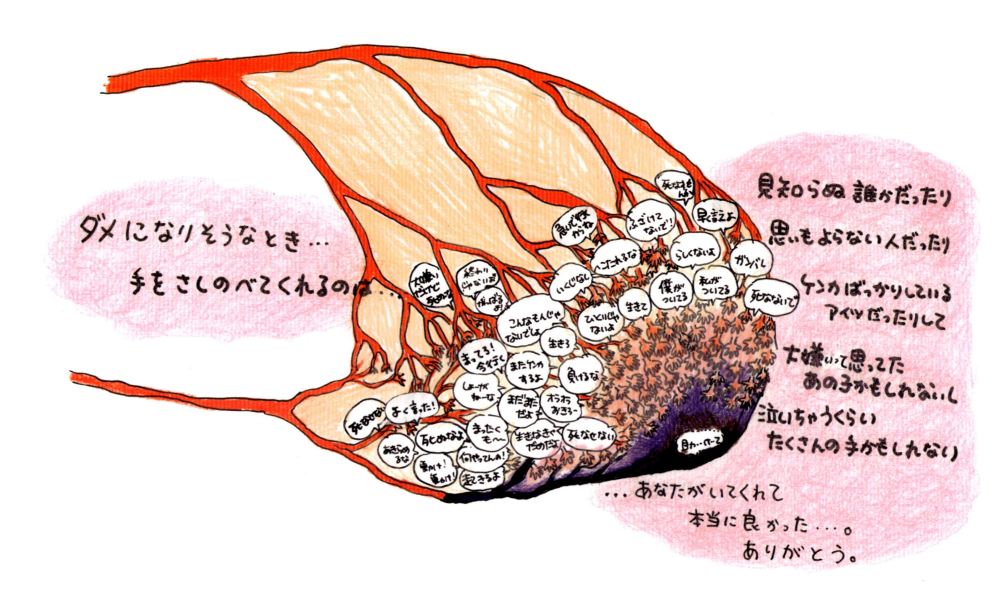

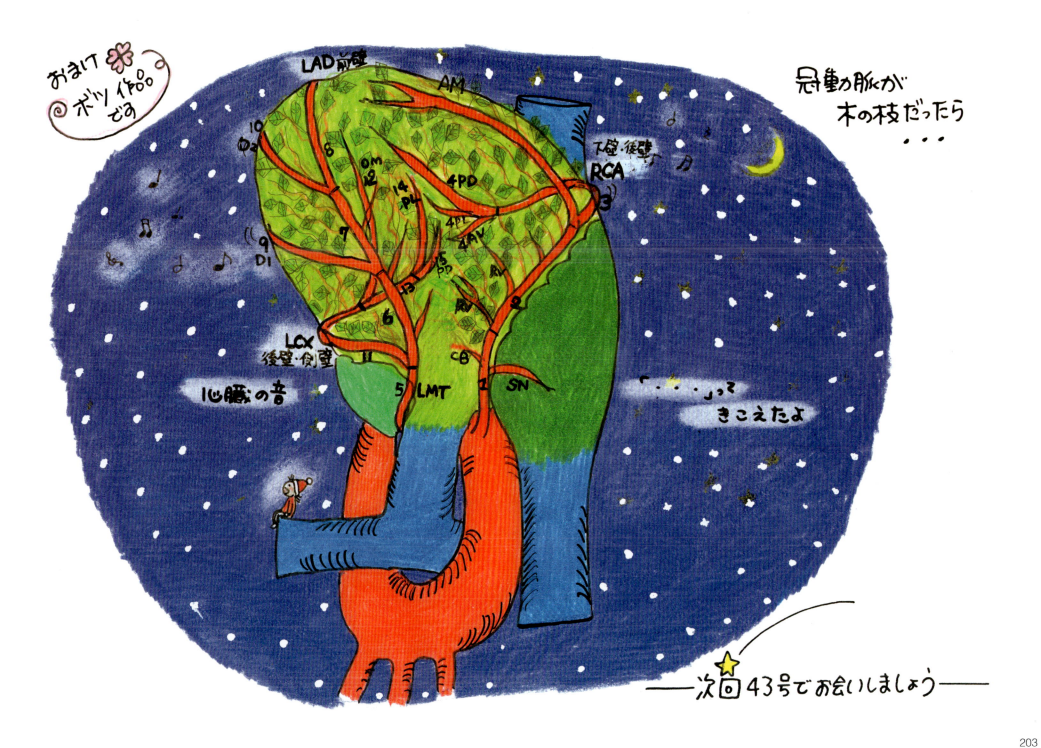

5killer chest pain
P 肺 E 塞栓
Pulmonary embolism

「すでに知っている」と思うことほど、学習を妨げるものはない

――クロード・ベルナール――

(PE…?)

(めったにない…?)

(身近…?)

(何ができる…?)

――2021・12・8 第43号――

PEの特徴

大きな原因 DVT → VTE
深部静脈血栓症 / 静脈血栓塞栓症

DVTが一番できやすいのがヒラメ筋です。大きく育ってはいます。DVTは特に致死性の高い病態です。DVT→VTEとなる。エコーで血栓の存在は確認できます。紅潮・疼痛・腫脹が特徴ですが、みられないこともあるので注意が必要です。

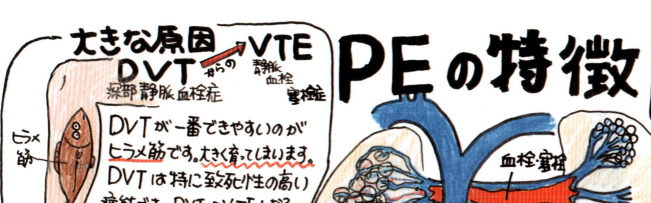
血栓・塞栓

肺は他の臓器より線溶能が高い臓器です

肺は中等度の大きさの血栓も数時間～数日で溶解させます。血栓が体循環に入ることで脳や冠動脈に飛ばないよう、フィルターの役割をしています

小さな血栓は無症状で、肺で溶解されます

肺に血液を送れず
右室不全により死に至ります

ヒラメ筋は
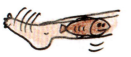
歩行と底背屈運動でのみポンプ機能が働きます

PEは疑わない限り診断されません

— 死亡するPE患者の多くは死亡する前に一度もPEを診断されることはない。と言われます —

CTで診断がつきます

静脈系
流れがゆるやかで血流のよどみで
赤血球からエラスターゼ
血小板からセロトニンが出て
凝固因子が活性化され
血液が凝集します

赤血球＋フィブリン

動脈系は血小板がこわれて凝集
白血球＋フィブリン

治療は
① 支持療法
（血栓の5分の1が癌とその治療に関連すると言われます）
② 抗凝固療法  など
③ 下大静脈フィルター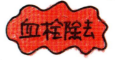
④ 血栓の迅速な減量

血栓除去

PEを起こすもの
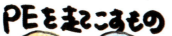
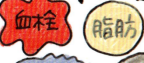
血栓 / 脂肪 / 空気
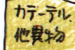
感染物質 / 腫瘍 / カテーテル・他異物 / 羊水

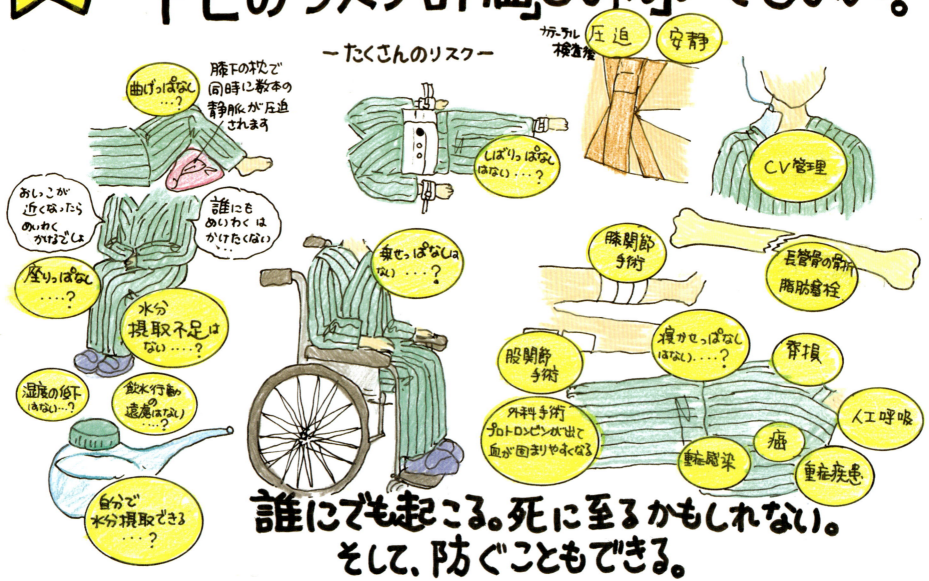

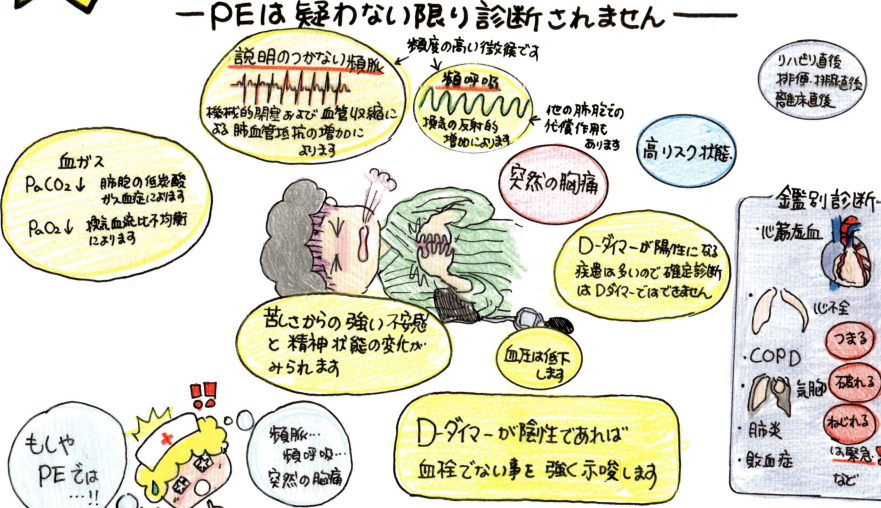

病気を 治すために 来たんだ

元気に なるために 来たんだ

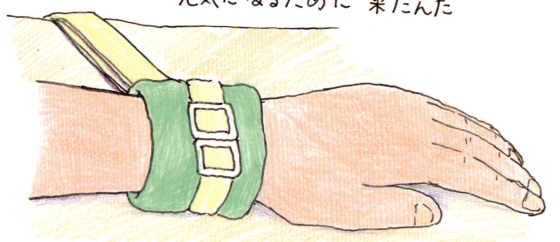

色んなこと　我慢して　　ちゃんと治療をうけたら‥

また… 家に
帰れるかな…。

あぁ　帰りたいな……。

「絶対、元気に、家に帰す」
―次回44号でお会いしましょう―

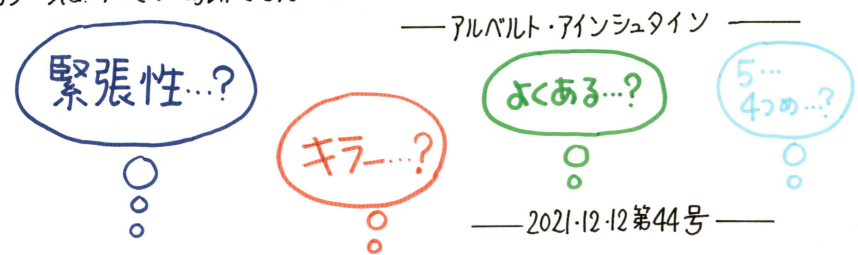

気胸と緊張性気胸

<症状>

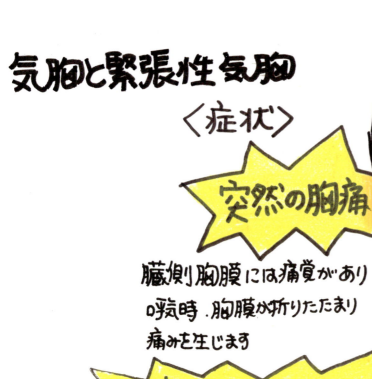

突然の胸痛
臓側胸膜には痛覚があり、咳嗽時、胸膜が折りたたまり痛みを生じます

乾性咳嗽
痛みによる反射で咳がおこります

呼吸困難

緊張性気胸は 縦隔や肺静脈が圧迫され心臓に血液が戻らなくなります。

ショック状態

気胸
臓側胸膜でおおわれた「ブラやブレブ」が破れて胸膜腔に空気がもれたもの

気胸を脱気せず陽圧換気を行うことは禁忌とされています

↓

移行する危険があります

緊張性気胸

壁側胸膜が破れ胸腔に空気がもれたもの

「チェックバルブ」と呼ばれる一方弁の構造となり肺はどんどんしぼみ胸腔内はどんどん陽圧になります。

一刻も早く対処しなければ死に至ります

ブラ
肺の表面に生じたのう胞。肺の頂部によく生じます。
図の形は有茎で「マッシュルーム型」と呼ばれます。色々な形があります

ブレブ
ブラをおおう内弾力板が破れたもので、ブラに比べて気胸になりやすいです

臓側胸膜
内弾力板
外弾力板

胸膜腔
壁側胸膜

－治療－

迅速な陽圧解除

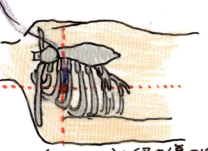

動脈や神経を傷つけない場所にドレナージします。再発する場合は胸腔鏡や手術でブラの除去と被覆術を行います

一刻を争う緊急時は
(鎖骨中線第2肋間などに)
14〜16G（太い針）を
刺して陽圧解除を迅速に行います。

「医龍」1話で朝田先生はボールペンで陽圧を解除しました。それくらい、緊張性気胸は一刻を争います。(激しめシーンです)

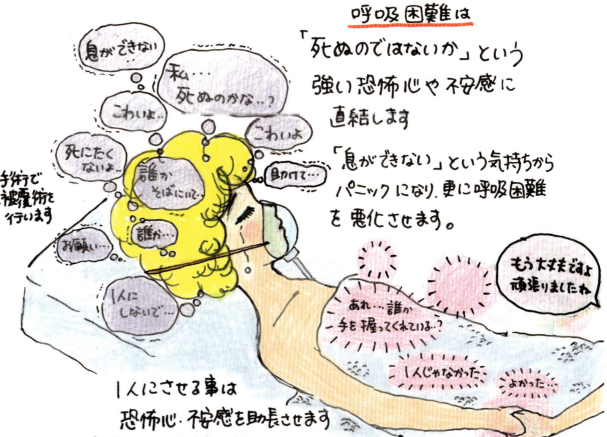

呼吸困難は
「死ぬのではないか」という
強い恐怖心や不安感に
直結します

「息ができない」という気持ちから
パニックになり、更に呼吸困難
を悪化させます。

1人にさせる事は
恐怖心・不安感を助長させます

状態が落ち着くまで、側に寄り添いましょう

優しいだけじゃ人の命は救えませんが、優しさは人の心を救います

―次回 45号でお会いしましょう―

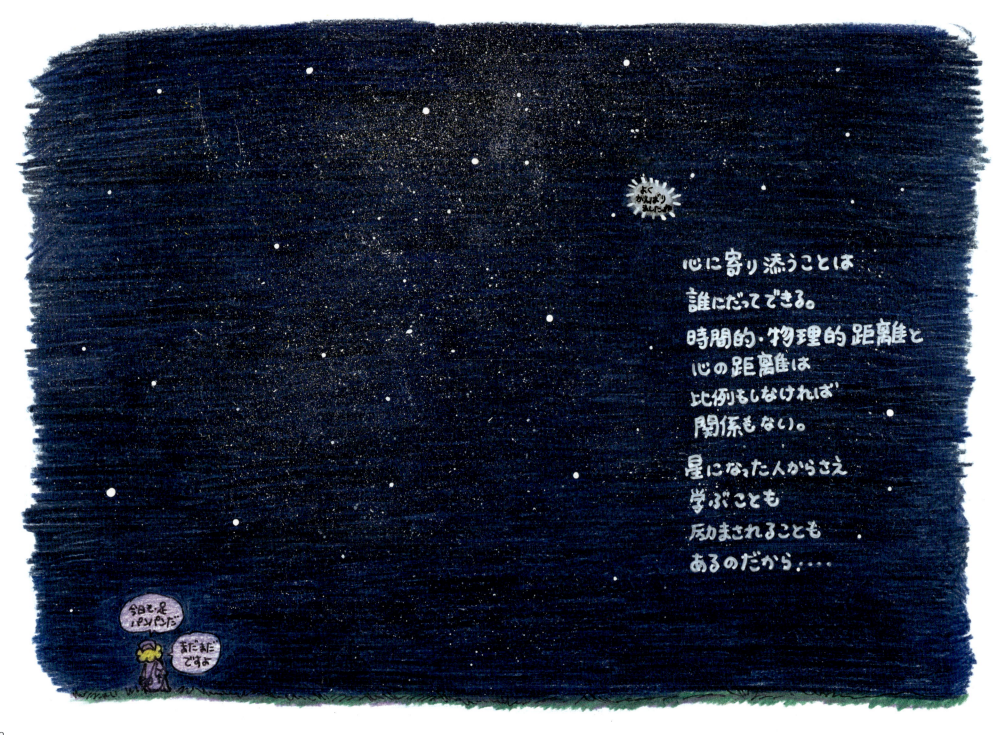

5 killer chest pain 食道破裂について

愛をうまく告白しようとか、自分の気持ちを言葉で訴えようなんて構える必要はない。きみの体全体が愛の告白なのだ　——　岡本 太郎 ——

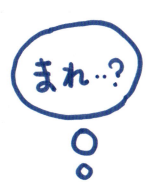

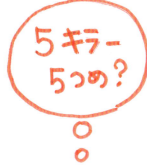

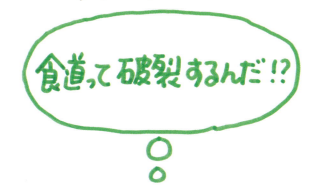

—— 2021・12・18 第45号 ——

特発性食道破裂の特徴

(Boer haave syndrome
ブールハーヴェ氏が報告したので
ブールハーヴェ症候群とも呼ばれます)

三主徴
- 呼吸困難
- 腹部筋性防御
- 皮下気腫
（みられないことが多い）

経過とともに
縦隔気腫
縦隔炎
膿気胸
肺虚脱が起こります

診断
水溶性造影剤を用いた食道造影が有効です

好発部位
横隔膜直上・下部食道左壁

心臓や大動脈・椎体といった支持組織をこの部位が欠くという解剖学的特徴もあります

症状
嘔吐後の激烈な胸痛・上腹部痛

「バットでなぐられた様な痛み」を訴える場合もあります

裂ける感覚を自覚する場合もあります

診断から治療までに12時間以上要した場合致死率は50%に上がります

右の迷走神経
食道
気管
左の迷走神経

食道神経叢
前迷走神経叢
後迷走神経叢
食道動脈

横隔膜直上・左側2〜3cmの破裂が多いです

吐物が縦隔内・胸腔内に入ります

横隔膜

治療
創の縫合閉鎖術洗浄ドレナージなどが行われます。
保存的治療で治療する例はまれです

大酒家に多い
中年男性に多い

嘔吐による急激な食道内圧の上昇により起こることが多いです

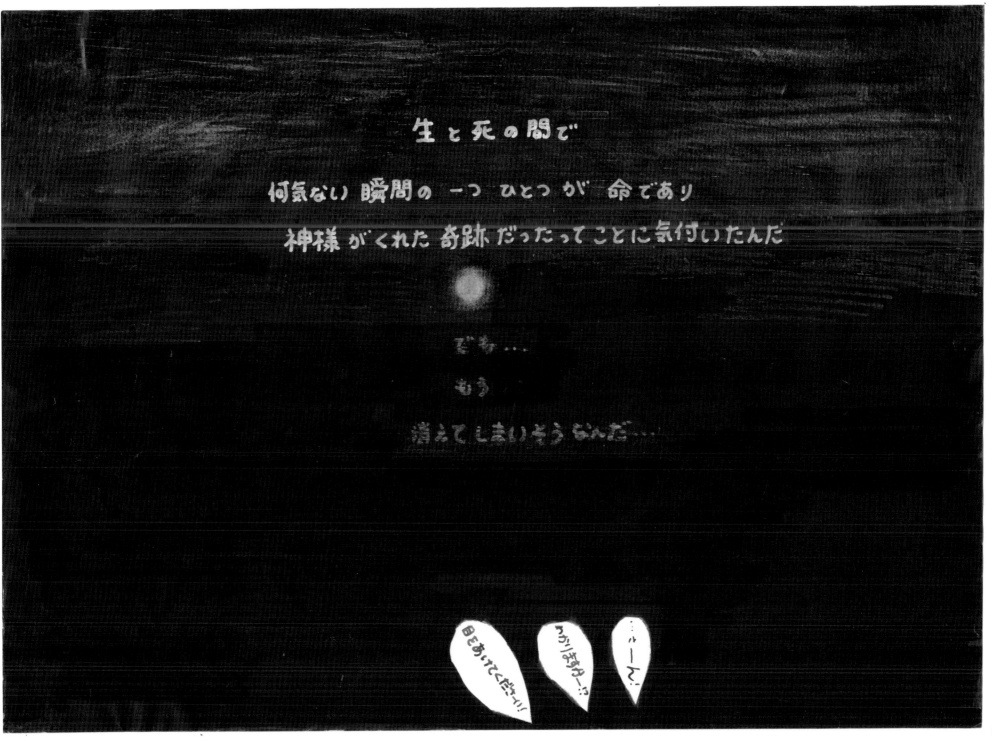

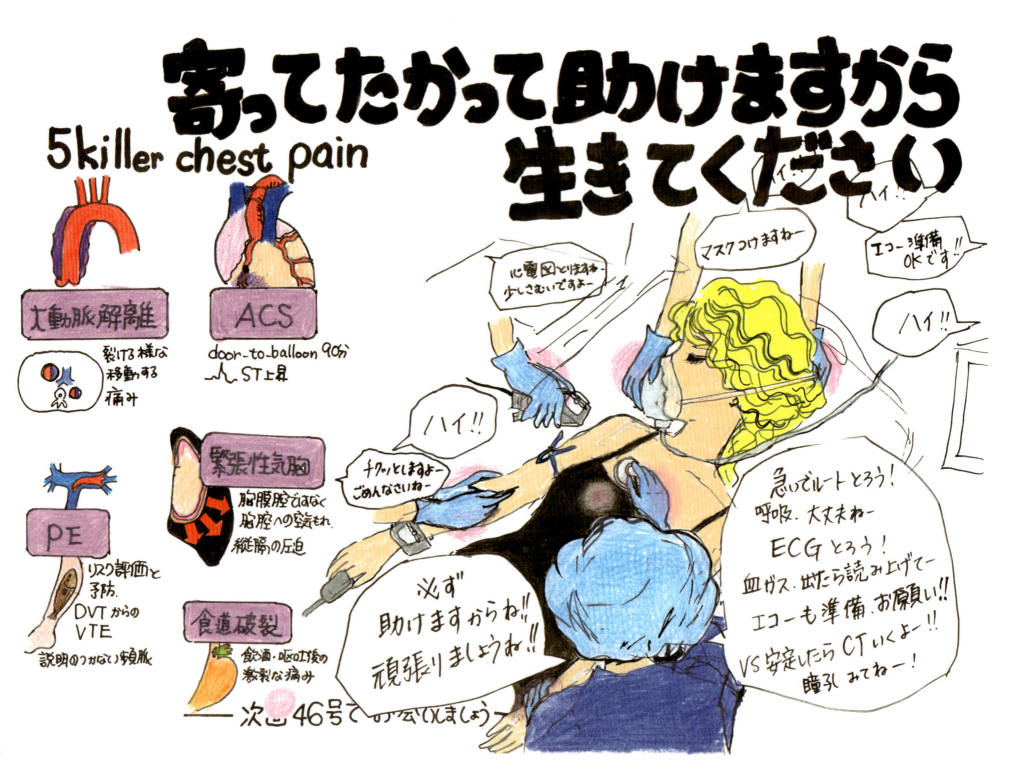

呼吸困難を来す疾患 心不全について

神はいつでも公平に機会を与えてくださる
――アルベルト・アインシュタイン――

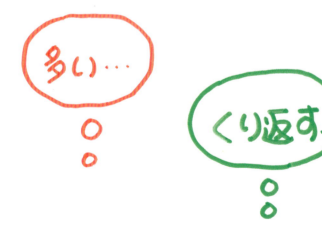

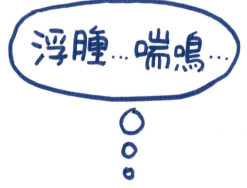

――2022・1・1 第46号――

心臓は戻ってくる血液量と同じ量を拍出している

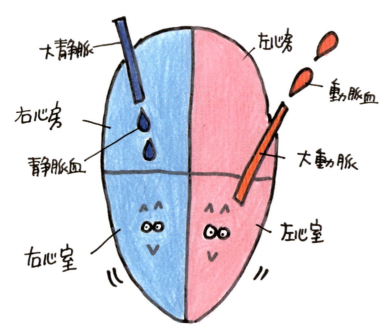

静脈還流が少ないとき、心室の拡張は小さく、拍出量も少ない

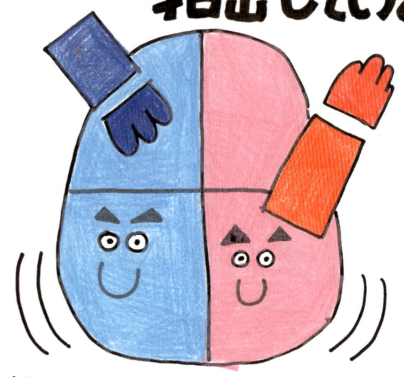

静脈還流が多いとき、心室の拡張は大きく、拍出量も多い

（スターリングの心臓の法則）

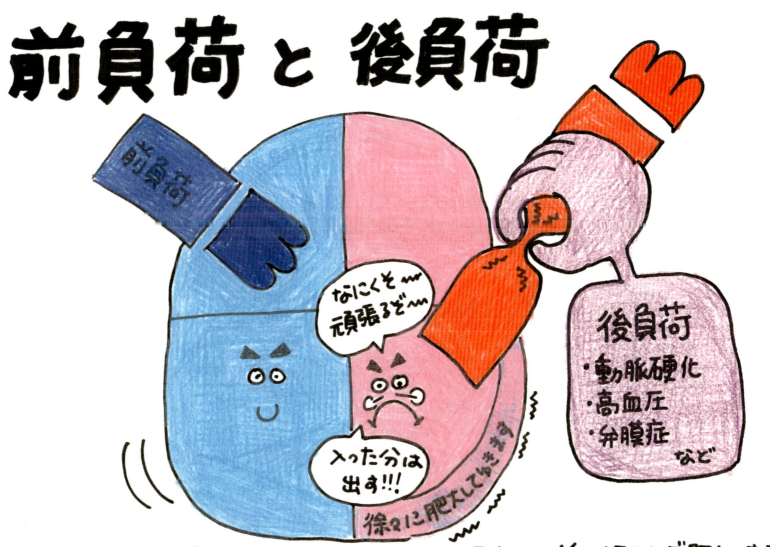

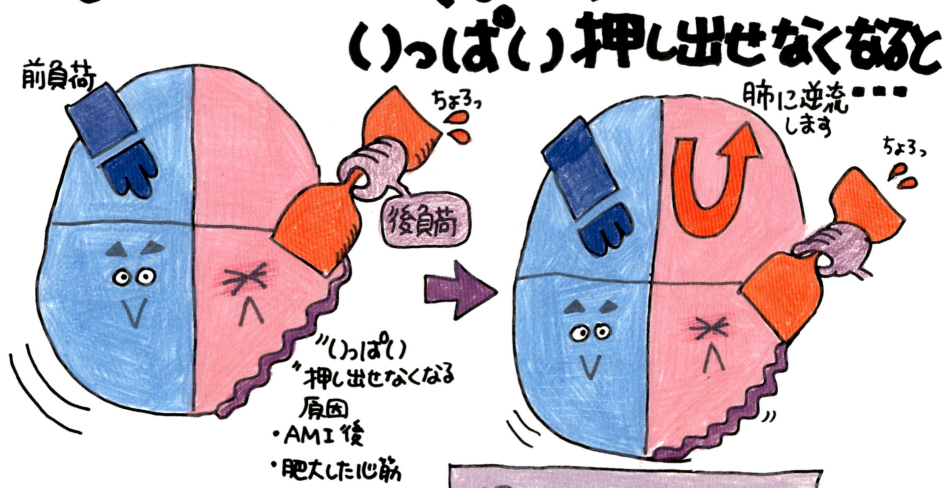

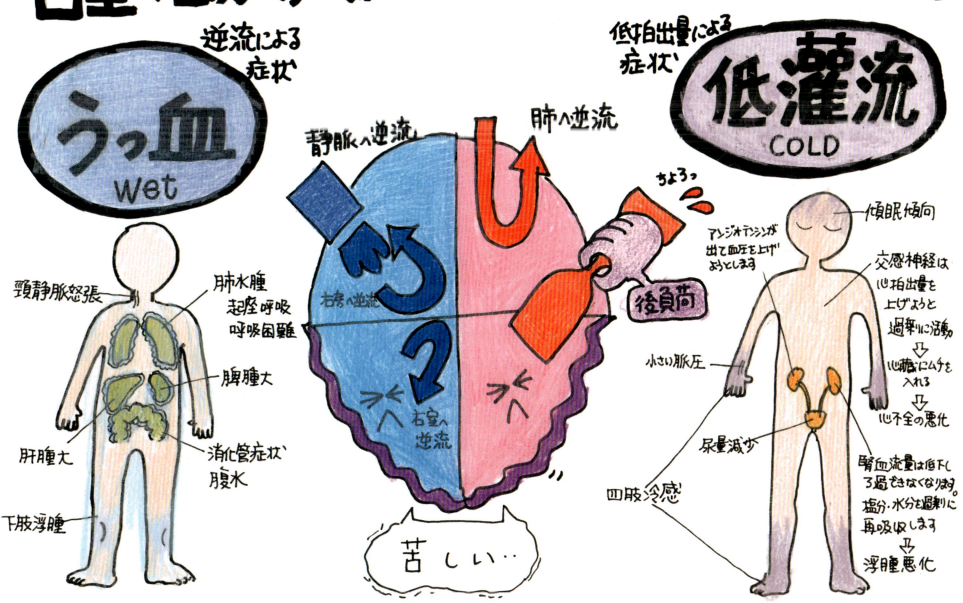

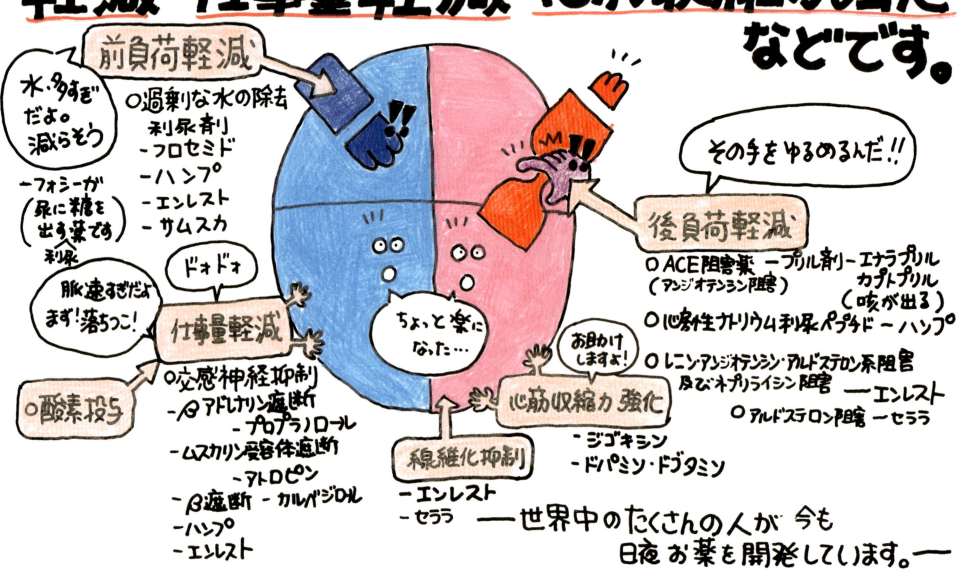

自己管理によって心不全の予後は改善します。
ー急性増悪させない自己管理が大切ですー

急性増悪のたび筋力は低下していきます
➡ サルコペニア「筋力」「低下」

入院をくり返すことやサルコペニアで、寝たきりなどの要介護状態になる危険があります。
➡ フレイル と言います。

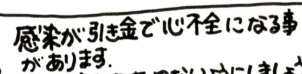

高齢者では入院のたびに心機能が1段階ずつ低下してしまいます。

1日 5g〜7g と言われます。
薄味の工夫で無理なく長続きさせましょう。

体重を測り、目標体重を維持するようにしましょう。
1週間で 2〜3kg の増加があるときは注意しましょう。

感染が引き金で心不全になる事があります。
・疲れをためないようにしましょう。
・風邪予防を心掛けましょう。
・楽しい事をして免疫力を高めましょう。
（何して遊ぼうかな．．）

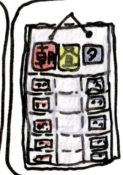
お薬をきちんと飲みましょう。
飲み忘れや、だぶって飲んだりしないように注意しましょう。

「奥さんのネギ味噌が食べたい」

数日後に亡くなるって分かっていたなら

なんとかして食べさせていたのかな……。

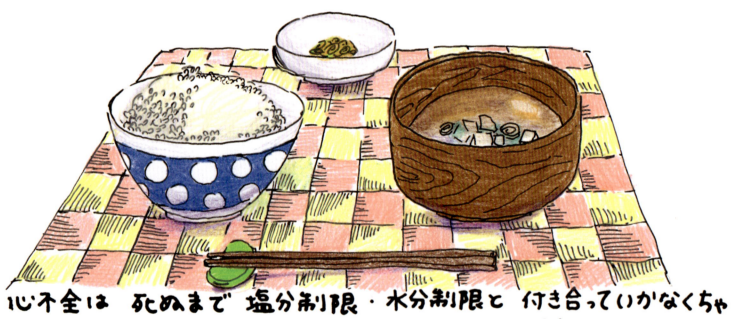

心不全は死ぬまで塩分制限・水分制限と付き合っていかなくちゃ
ならないんだ……。私達があきらめたら、いけないんだ。
「もう無理だよ。あきらめよう。もういいよ。もう頑張れない。限界だよ…」
って声しかきこえなくなっても。それでも。あきらめちゃいけないんだ。

あきらめないNSがいたから
私は生まれてこれたんだよ。

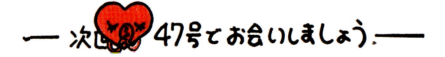

―― 次回47号でお会いしましょう。――

呼吸困難を来す疾患
慢性閉塞性肺疾患 COPD

過去が現在に影響を与えるように、未来も現在に影響を
与える。
——ニーチェ——

在宅酸素

タバコ…?

セキ・痰

——2022・1・7 第47号——

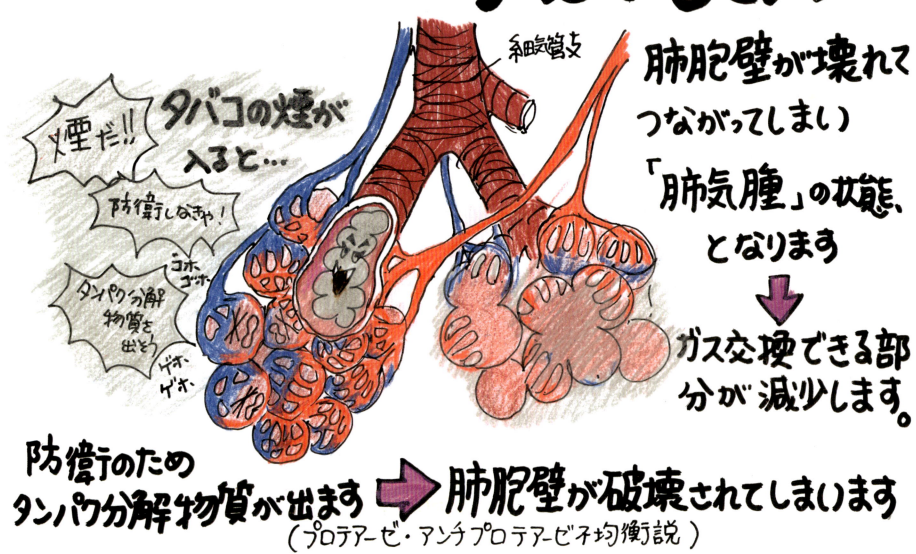

COPDの肺はダルダルの風船の様

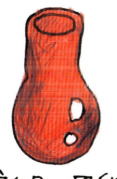

新品の風船

コンプライアンスが低い（硬い）
ふくらまない
肺線維症
肺水腫
など…

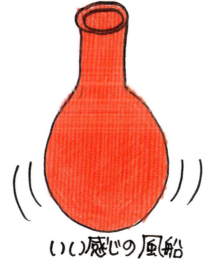

いい感じの風船

コンプライアンスが高い
ふくらむし、縮む

COPD 肺気腫

「死よりも辛い」と言われる程、進行すると苦痛を伴います。

弾性を失ったダルダルの風船

コンプライアンスが増加しすぎる
ふくらむけど縮まない
＝呼気を完全に吐けません
＝樽型胸部の原因となります

受動喫煙の怖さ

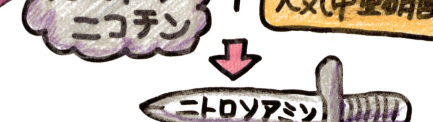

癌遺伝子・癌抑制遺伝子・DNA修復遺伝子に、ニトロソアミンが蓄積してしまいます
→ 遺伝子変異がおこり細胞が癌化すると言われます

壁・髪・衣服などの環境に付着し手などに付着し体内に取り込まれます。

本人が吸い込む主流煙に含まれる有害物質を1とした場合の副流煙での割り合い

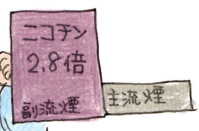

ニコチン 2.8倍 副流煙／主流煙

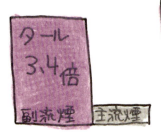

タール 3.4倍 副流煙／主流煙

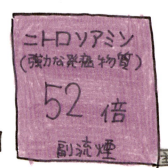

ニトロソアミン（強力な発癌物質） 52倍 副流煙／主流煙

※その他、たばこの煙には
約4000種の化学物質
約200種の毒物
約60種の発癌物質
が含まれます

赤ちゃん、胎児、子供は、小さいので、より影響を受けます。
流産、乳幼児突然死症候群、小児癌、喘息、発達障害のリスクが高まります。

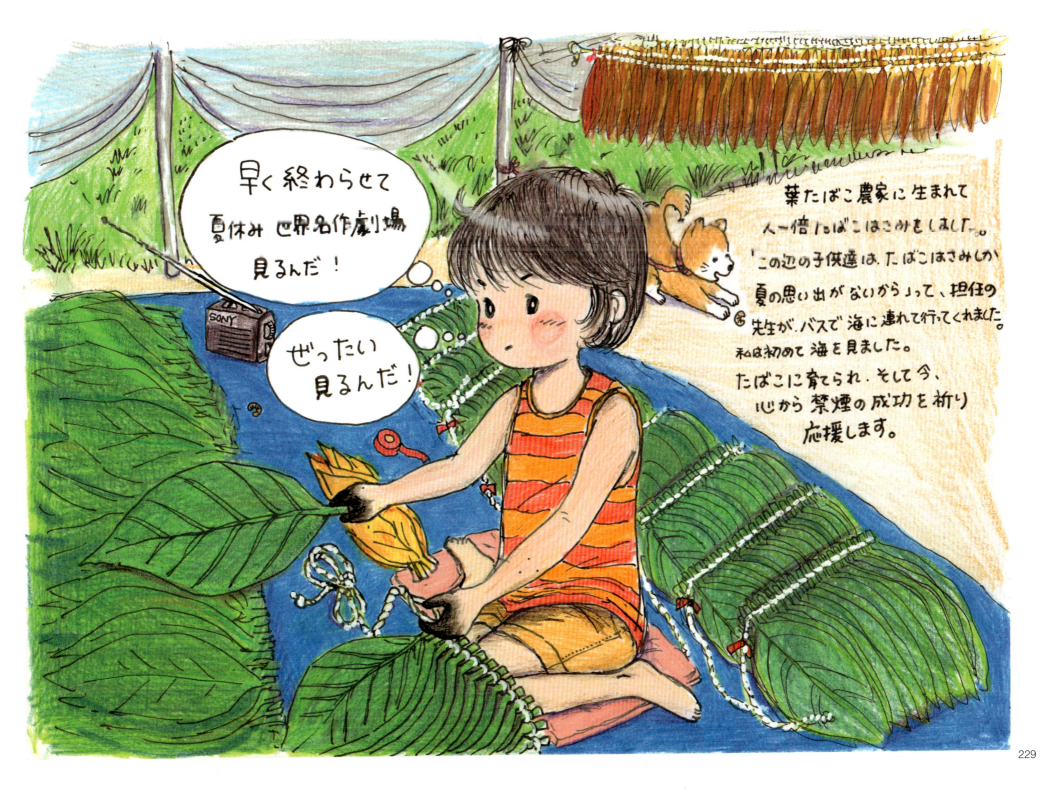

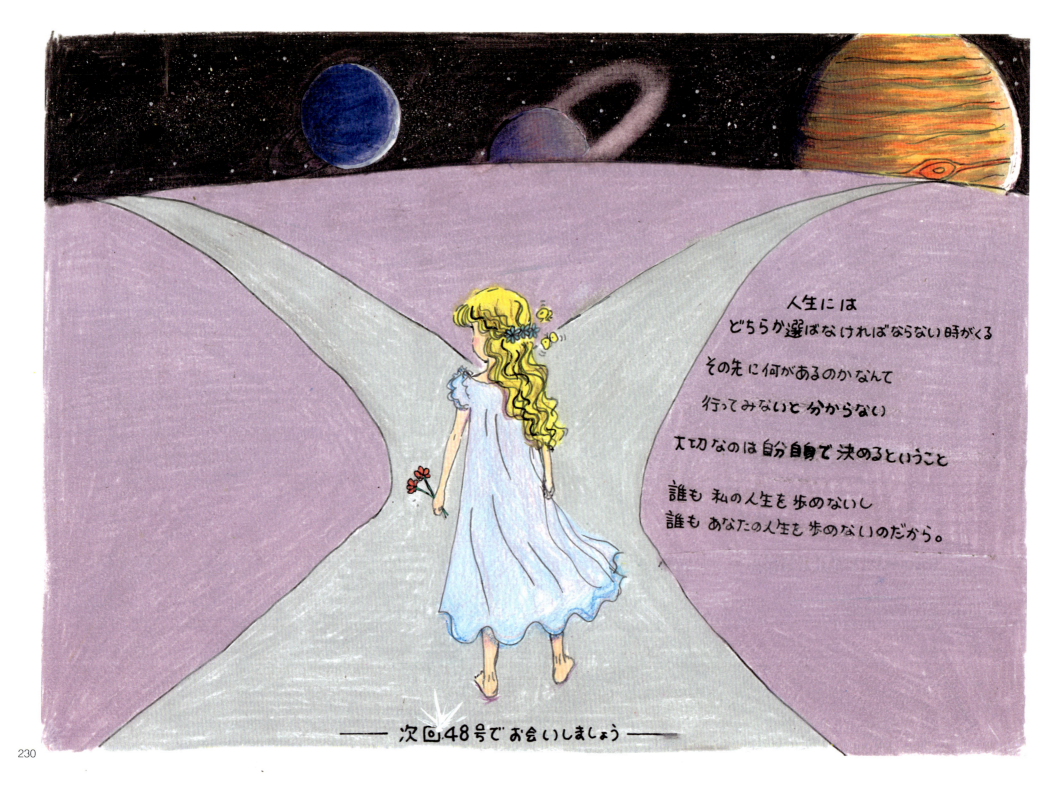

呼吸困難を来す疾患。
ARDS 急性呼吸窮迫症候群

外国で飛行機が墜ちました ニュースキャスターは嬉しそうに「乗客に日本人はいませんでした」
「いませんでした」「いませんでした」僕は何を思えばいいんだろう 僕は何て言えばいいんだろう
こんな夜は逢いたくて 逢いたくて 逢いたくて 君に逢いたくて 君に逢いたくて

——— THE YELLOW MONKEY - JAM より ———

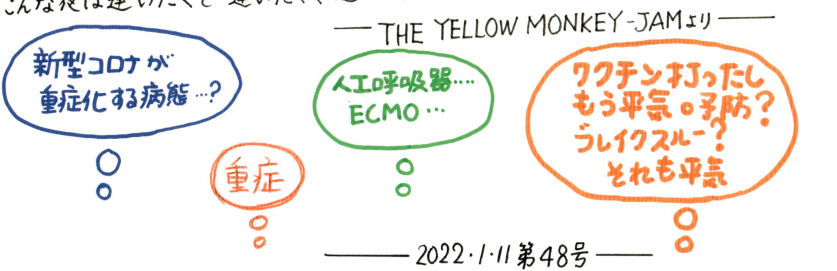

- 新型コロナが重症化する病態…？
- 重症
- 人工呼吸器…ECMO…
- ワクチン打ったしもう平気。予防？ブレイクスルー？それも平気

——— 2022・1・11 第48号 ———

傷の治り方

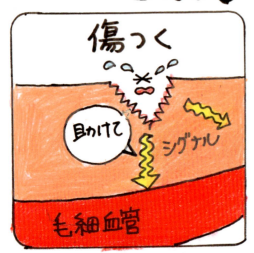

細胞が傷つくとシグナルが出ます

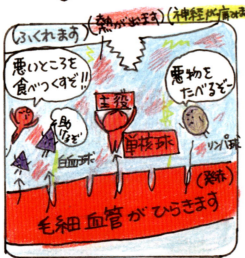

毛細血管がひらき、白血球・単核球・リンパ球・抗体・補体などが傷口に集合します（炎症を呈します）

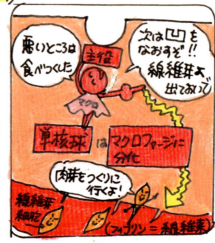

線維芽細胞が出動。線維芽細胞はコラーゲンをつくり毛細血管を発達させます

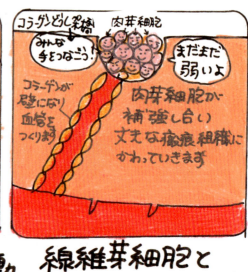

線維芽細胞とコラーゲンと毛細血管で肉芽組織になり更に瘢痕組織となり傷を埋めます
（コラーゲン少→傷離開）
（コラーゲン多→ケロイドになります）

炎症は私達が生きるためになくてはならない大切な反応です。

傷を治そうとする反応が肺胞内で過剰におこってしまった病態がARDSです。

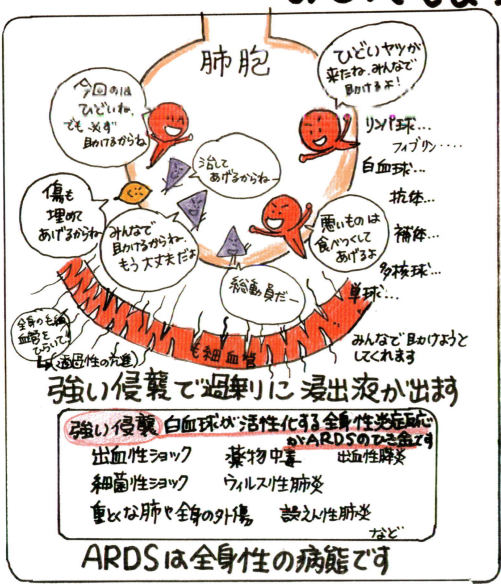
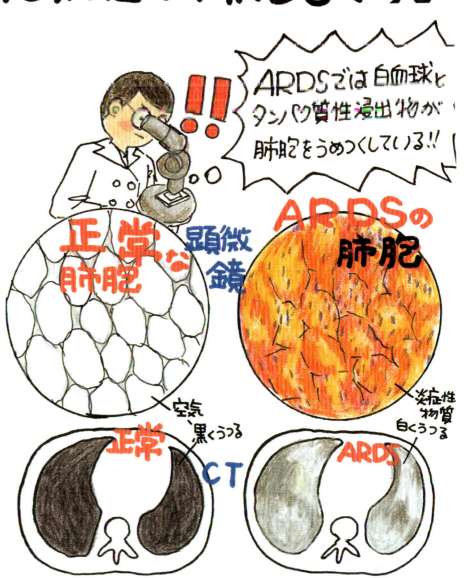

ARDSは肺胞がぺしゃんこになってしまいます。

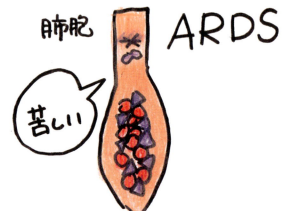

苦しい

ここからふくらもうとするのは大変です
くっついたり、はがれたりで傷もできます

中がぬれた風船はぺしゃんこになります。
表面張力で小さな形になろうとするからです。

肺胞

サーファクタント（表面活性作用）

サーファクタントが内膜から出ているのでぺしゃんこにならずにすんでいます。

※未熟児は肺も未熟でサーファクタントが足りずぺしゃんこになります（IRDS）
サーファクタントを足してあげます。

肺胞　ARDS

苦しい

ARDSでも肺胞がぺしゃんこになってしまいます。

※サーファクタントを足してあげましたが効果がありませんでした。

ARDSの治療法はありません。見つかるのかも分かりません。今は人工呼吸器やECMOで乗り切るしかありません。新型コロナの死亡原因の多くはARDSです。予防だけが、今できる最大の治療なのかもしれません。

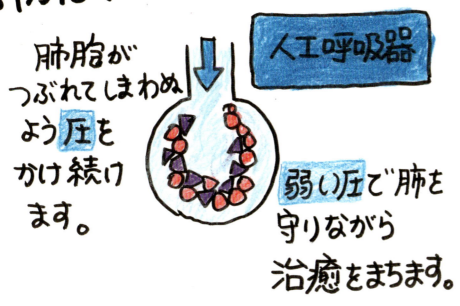

肺胞がつぶれてしまわぬよう圧をかけ続けます。

人工呼吸器

弱い圧で肺を守りながら治癒をまちます。

でも線維化していく事もあります。

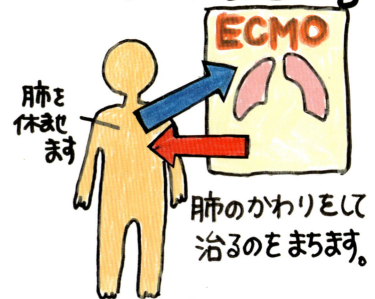

ECMO

肺を休ませます

肺のかわりをして治るのをまちます。

でも、全身の病態なので多臓器不全に陥る事もあります。

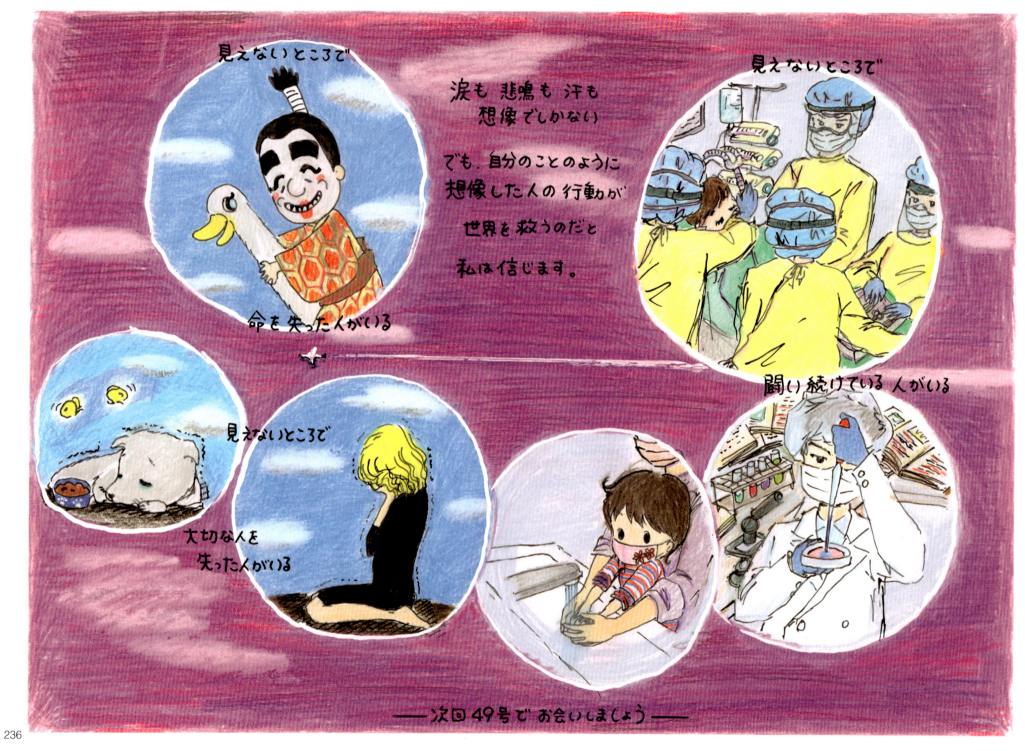

呼吸困難を来す疾患 肺癌 について

正しさを別の正しさで失くす悲しみにも出会うけれど
耐える理由を探しながら いくつも答えを抱えながら 悩んで
あなたは自分を知るでしょう ——back number 水平線より——

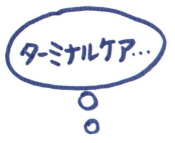
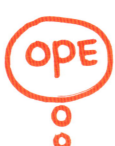
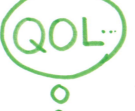
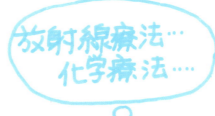

——2022・1・17 第49号——

肺癌は 2つに分けられます。

小細胞癌 15%

喫煙者 男性に多い

進行が速く転移をおこしやすい

肺門

癌細胞が小さく（小リンパ球 3コ未満の大きさ）密集しています。

化学療法（抗癌剤）・放射線療法に感受性があります。

非小細胞癌 85%
（小細胞癌以外全部）

腺癌60%

肺野

女性の肺癌の7割が腺癌で多くが非喫煙者です

夫が1日20本タバコを吸うと妻の肺癌発症率は夫の2倍という報告があります。

扁平上皮癌15%

肺門

喫煙者・男性に多い
放射線に感受性が高い

大細胞癌 5%

末しょうに発生することが多い

肺野

進行は速く化学療法や放射線療法が効きにくい傾向があり

腺癌や扁平上皮癌の性質や特徴を認めません。

※ 肺癌は たばこ癌とも呼ばれます

非小細胞癌はⅠ~Ⅳの病期に分けられます。
Ⅰ~ⅢA期では外科的切除が最も有効です。

Ⅰ期 小さくてリンパ節転移がない

ⅠA期
3cm以下

ⅠB期
3~4cm以下

Ⅱ期 大きくて浸潤している。リンパ節転移はない

ⅡA期
4~5cm以下

ⅡB期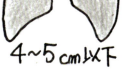
- 胸壁浸潤
- 肺門リンパ節浸潤
- 横隔膜浸潤
など同側周囲への浸潤

5~7cm以下
または5cm以下で同側への浸潤がある

Ⅲ期 肺周囲重要臓器へ転移がある

ⅢA期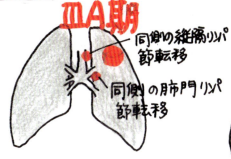
- 同側の縦隔リンパ節転移
- 同側の肺門リンパ節転移

癌と同側のリンパ節転移

ⅢB期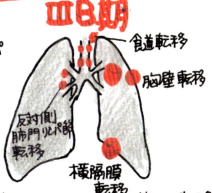
- 食道転移
- 胸壁転移
- 反対側肺門リンパ節転移
- 横隔膜転移

癌と反対側のリンパ節への転移

Ⅳ期 肺の別の場所や遠隔転移がある

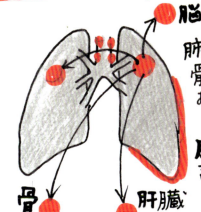
脳

肺の中の別な場所や骨・脳・肝臓などに転移があります。

胸水に癌細胞を認めます

骨　肝臓

禁煙は予防につながります。症状が出にくいので定期検診での早期発見が大切です。

――― 次回○号でお会いしましょう ―――

ー面会制限ー

「呼吸困難の症状緩和が困難になった患者は、死の恐怖をつのらせる。心理面、社会面、スピリチュアルな面を含めた、全人的ケアを実施する」教科書に書いてある。

携帯を持っていないトモさん
（仮名）

「苦しいと心細いんだ」「息子の声がききたくなるんだ」って。

私は抱きしめて「苦しいよね」「心細いよね」「会いたいよね」って電話をかしてあげるんだ。

ターミナルなのに
家族と抱きしめ合うこともできない

それでも やらなくちゃならない
今は別の正しさで 誰かの命も守らなくちゃ
ならないんだ。

あたりまえが
あたりまえじゃなくなり

あたりまえじゃないが
あたりまえになっていく

心の中は ごめんねで一杯になるんだ

呼吸困難を来す疾患、肺線維症について

愛を学ぶために孤独があるなら 意味のない事など
起こりはしない
—— 平原綾香・Jupiterより ——

ARDSの
後遺症…?

ってことは
コロナの後遺症
でもある…?

間質性肺炎
と同じ…?

anniversary
—— 2022・1・25 第50号 ——

傷は炎症後、線維素が欠損部を埋めつくすことで治癒します。

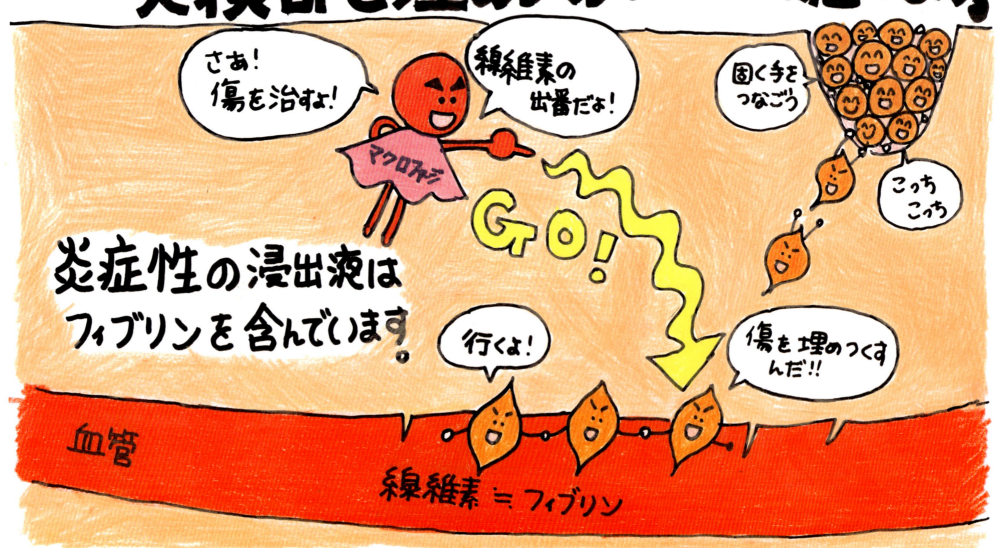

例えば、ARDSでは炎症が治まり2週間程で間質の線維化が進んでしまいます。

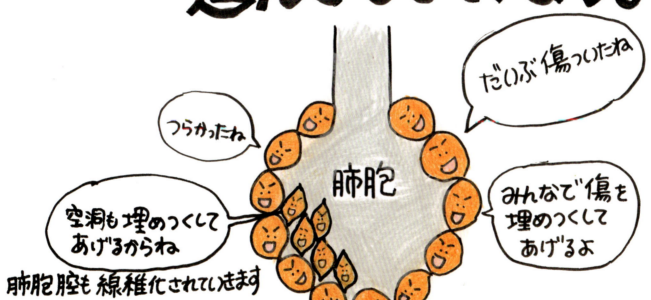

線維化は炎症後などにおこってしまう反応です。
癒着の大きな原因でもあります。

肺線維症（間質性肺炎）の原因は、6割が不明です。
線維化は、進行性、不可逆性です。

原因の4割
- ウィルス・マイコプラズマ
- クラミジア・塵肺
- 薬剤・放射線
- 過敏性肺炎
- 膠原病 など

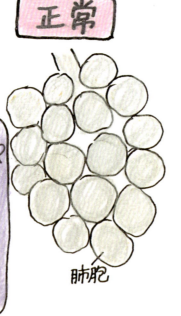

正常
肺胞

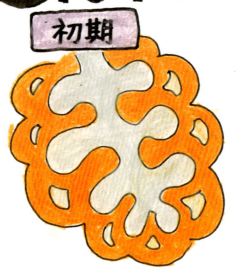

初期
肺胞の壁が厚くなります。
（網状肺）

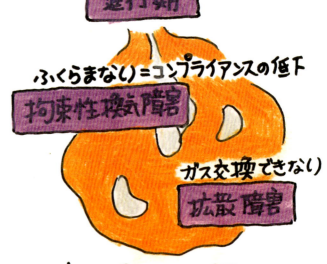

進行期
ふくらまない＝コンプライアンスの低下
拘束性換気障害
ガス交換できない
拡散障害

肺が線維化し固くなり、ふくらまず、呼吸機能を失います。（蜂巣肺＝末期）

間質性肺炎は、肺胞壁の線維化を示す疾患で、肺線維症とほぼ同義に用いられます。

経過によってすりガラス状影、網状影、蜂巣状影がみられます。

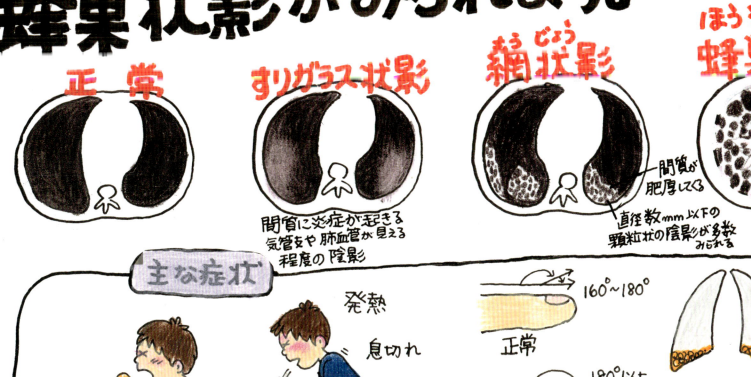

正常 / すりガラス状影 / 網状影 / 蜂巣状影

- すりガラス状影：間質に炎症が起きる　気管支や肺血管が見える程度の陰影
- 網状影：間質が肥厚してくる　直径数mm以下の顆粒状の陰影が多数みられる
- 蜂巣状影：壁の厚さは2-3mm　3〜25mmほどの顆粒状の陰影が蜂の巣状にみえる

主な症状

- 乾性咳嗽　かわいたセキ
- 発熱
- 息切れ
- チアノーゼ
- 労作時呼吸困難
- バチ状指（正常 160°〜180°／180°以上）

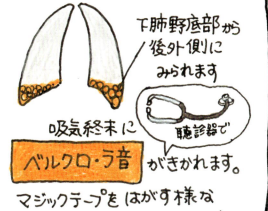

下肺野底部から後外側にみられます

吸気終末に **ベルクロ・ラ音** がきかれます。（聴診器で）
マジックテープをはがす様なビリビリ・バリバリ・ピチピチという高調音です

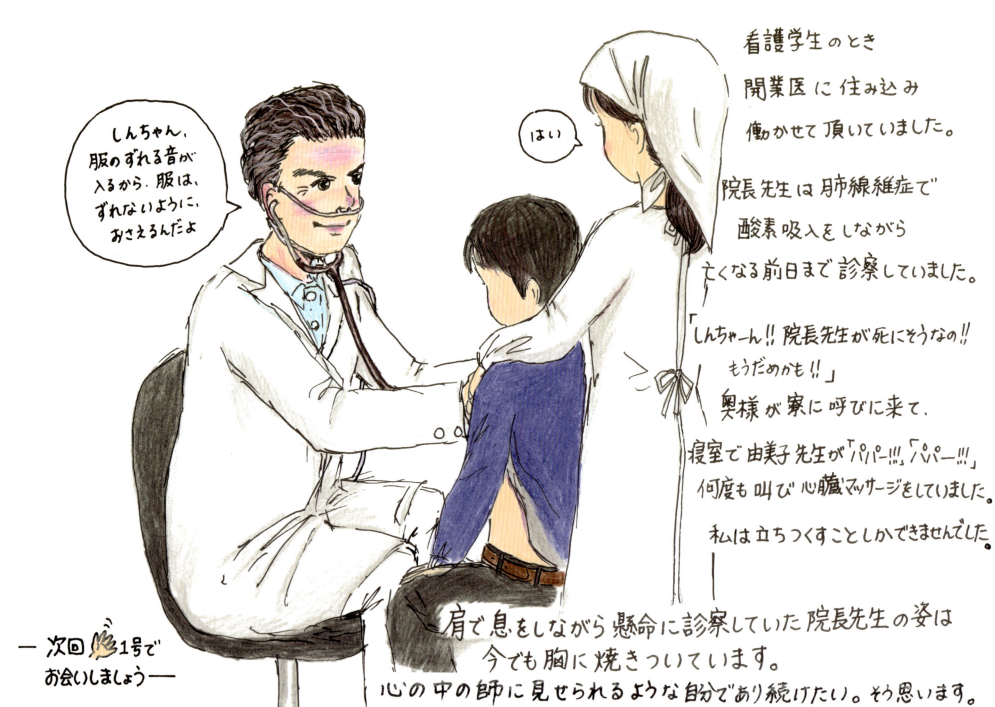

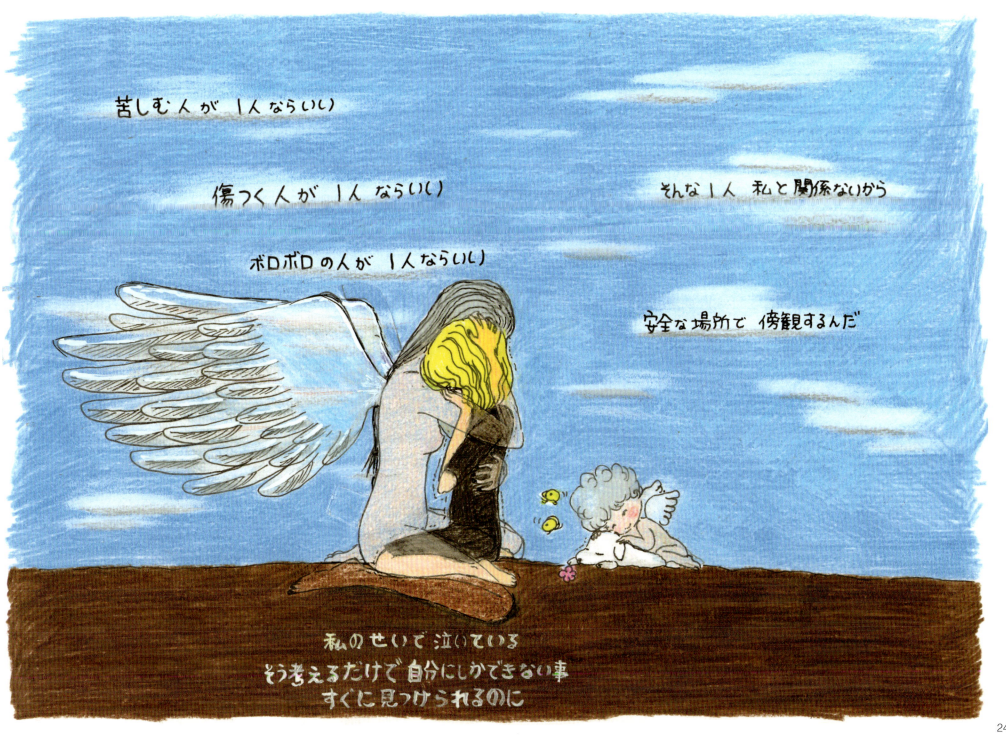

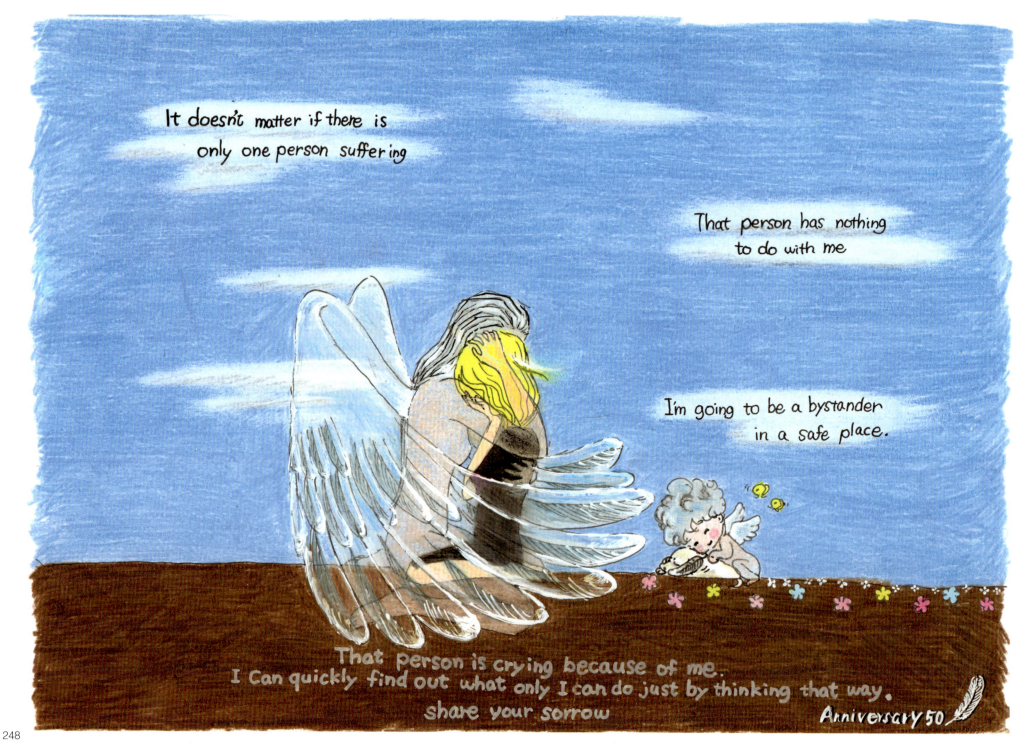

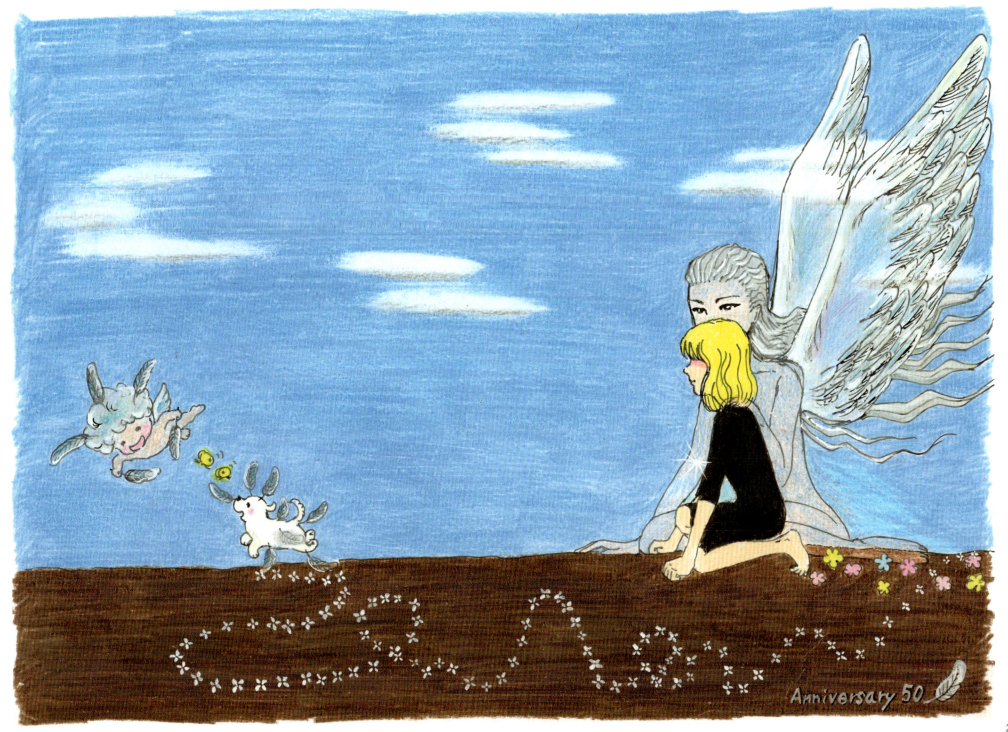

おわりに

蝶は誰かを喜ばそうと飛んでいない
誰かを癒やそうとか救おうなんて
きっと考えていない
ひらひら　ひらひら
飛びたいように飛んでいる
そんな蝶に癒やされ
そうありたいと願いつけた名前です

The　Butterfly　Book

訳の分からない絵やポエム
読みにくい手書きに誤字もいっぱい
胸に抱いた自分勝手な思い
そんな思いをその手で受け止めてくれて

ありがとう

2022年2月　　塩田伸子

参考文献

「ONE PIECE」尾田栄一郎作、集英社（『週刊少年ジャンプ』連載）

「医龍-Team Medical Dragon-」永井明原案、吉沼美恵医療監修、乃木坂太郎作画、小学館（『ビッグコミックスペリオール』連載）

『看護師特定行為研修テキスト』区分別科目編、日本慢性期医療協会、株式会社メディス

『看護師特定行為研修テキスト』共通科目編、日本慢性期医療協会、株式会社メディス

『The ICU Book』第3版・第4版、Paul.L.Marino作、稲田英一監訳、メディカルサイエンスインターナショナル

『特発性肺線維症の画像診断　蜂巣肺，IPF/UIP画像診断の理解のために』酒井文和・上甲剛・野間恵之編、メディカル・サイエンス・インターナショナル

『ヒューマンボディ』原著第5版、Barbara Herlihy、坂井建雄総監訳、エルゼビア・ジャパン株式会社

『ガイトン生理学』原著第13版、John E.Hall、石川義弘・岡村康司・尾仲達史・河野憲二総監訳、エルゼビア・ジャパン株式会社

『グレイ解剖学アトラス』原著第3版、Richarad L.Drake・A.Wayne Vogl・Adama W.M.Mitchell・Richard M.Tibbitts・Paul E.Richardson
　　　秋田恵一訳、エルゼビア・ジャパン株式会社

『静脈血栓塞栓症ガイドブック』改訂2版、小林隆夫編著、中外医学社

『圧倒的画像数で診る！　胸部疾患画像アトラス』櫛橋民生編、羊土社

著者プロフィール

塩田 伸子（しおた しんこ）

1969 年	福島県小野町に生まれる 出生時死産になりかけたらしい
1987 年	浦和市立高等看護学院入学 楢原医院に住み込み、4年間働きながら学ぶ
1991 年	聖マリアンナ医科大学病院救命救急センター勤務
2000 年	松村総合病院救命救急センター勤務
2003 年	太田西ノ内病院救命救急センター勤務。出産後、小児科勤務
2008 年	須賀川市内病院勤務
2017 年	看護師特定行為研修受講。呼吸器関連（人工呼吸器・長期呼吸療法）修了
2019 年	看護師特定行為研修受講。循環動態に係る薬剤投与関連修了
2022 年	『The Butterfly Book Ⅰ』自費出版
2023 年	『The Butterfly Book Ⅱ』自費出版
2024 年	本書『The Butterfly Book』を文芸社より出版

現在、働きながら『The Butterfly Book Ⅲ』執筆中

The Butterfly Book

2024年10月15日　初版第1刷発行

著　者　塩田 伸子
発行者　瓜谷 綱延
発行所　株式会社文芸社
　　　　〒160-0022　東京都新宿区新宿1−10−1
　　　　　　　　　　電話 03-5369-3060（代表）
　　　　　　　　　　　　 03-5369-2299（販売）

印刷所　TOPPANクロレ株式会社

©SHIOTA Shinko 2024 Printed in Japan
乱丁本・落丁本はお手数ですが小社販売部宛にお送りください。
送料小社負担にてお取り替えいたします。
本書の一部、あるいは全部を無断で複写・複製・転載・放映、データ配信する
ことは、法律で認められた場合を除き、著作権の侵害となります。

ISBN978-4-286-25655-9　　　　JASRAC 出 2403911−401